JN301804

はじめに

日本人の平均寿命を考えると、40歳というのは人生の折り返し地点のような年齢といえるでしょう。

ダイエットに興味のあるみなさんにとって、ご自分の体重が適正体重をオーバーしてしまった理由は一人ひとり違うものです。知らずしらずのうちに体重が増えてきた人、結婚や出産がきっかけとなった人、自己流で工夫しているのに思うようにやせない人などさまざまだと思います。

そんなみなさんに、年齢に見合った、やりやすく、一度減った体重を維持しつつ、実年齢よりも若々しく見えるようなダイエットをお伝えしたいと考えています。
本書の執筆にあたって、株式会社エスエスケイＷＥＢサイト「コレカラキレカラ」丸山智子編集長、株式会社鳴尾ウォーターワールド宮本徹事業本部長には多大なご尽力を賜りました。この場を借りて厚くお礼申し上げます。

著者　菊池真由子

Contents

Contents

この本の見方

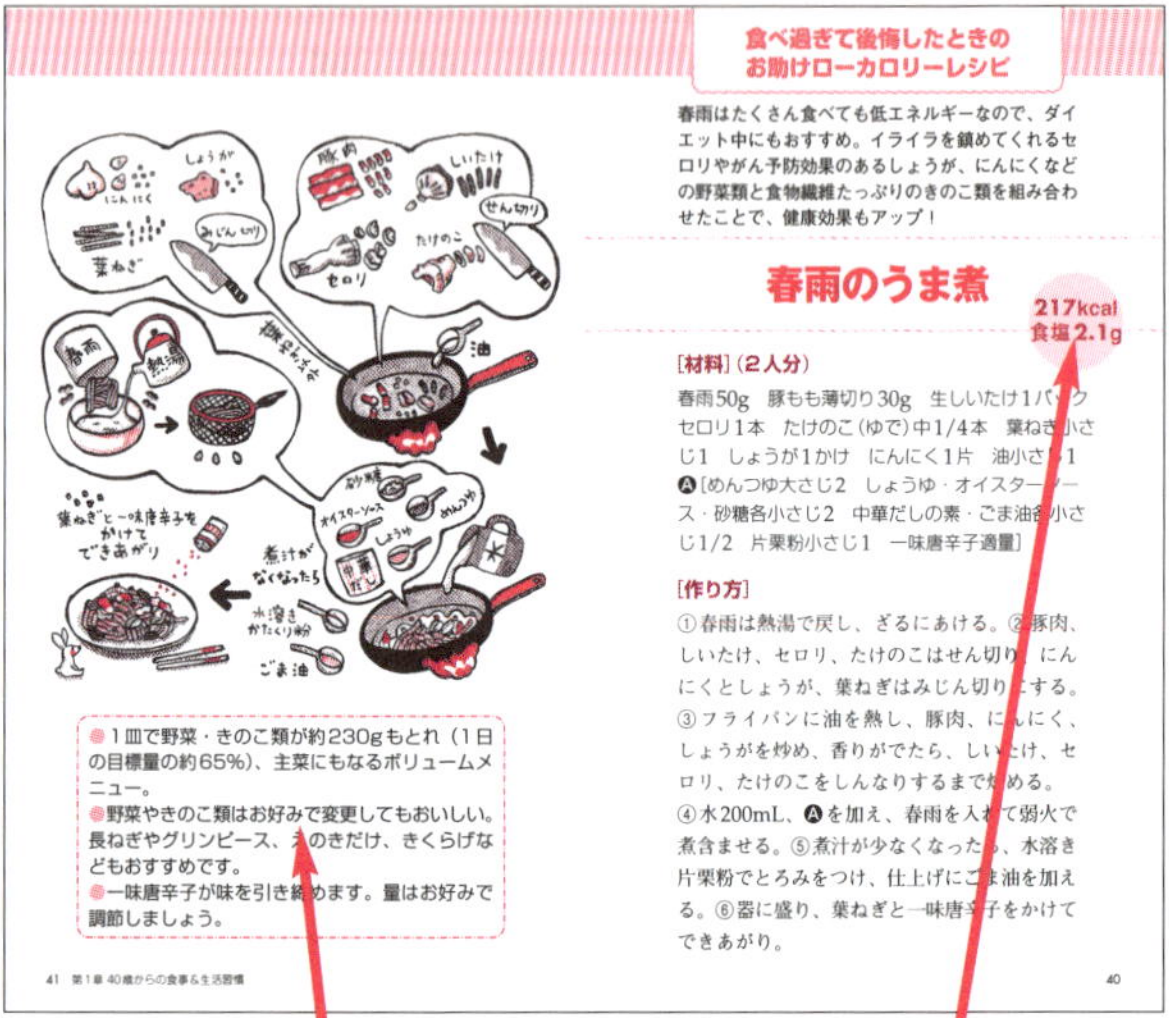

食べ過ぎて後悔したときの
お助けローカロリーレシピ

春雨はたくさん食べても低エネルギーなので、ダイエット中にもおすすめ。イライラを鎮めてくれるセロリやがん予防効果のあるしょうが、にんにくなどの野菜類と食物繊維たっぷりのきのこ類を組み合わせたことで、健康効果もアップ！

春雨のうま煮

217kcal
食塩2.1g

[材料]（2人分）

春雨50g　豚もも薄切り30g　生しいたけ1パック　セロリ1本　たけのこ（ゆで）中1/4本　葉ねぎ小さじ1　しょうが1かけ　にんにく1片　油小さじ1
Ⓐ[めんつゆ大さじ2　しょうゆ・オイスターソース・砂糖各小さじ2　中華だしの素・ごま油各小さじ1/2　片栗粉小さじ1　一味唐辛子適量]

[作り方]

①春雨は熱湯で戻し、ざるにあける。②豚肉、しいたけ、セロリ、たけのこはせん切り、にんにくとしょうが、葉ねぎはみじん切りにする。③フライパンに油を熱し、豚肉、にんにく、しょうがを炒め、香りがでたら、しいたけ、セロリ、たけのこをしんなりするまで炒める。④水200mL、Ⓐを加え、春雨を入れて弱火で煮含ませる。⑤煮汁が少なくなったら、水溶き片栗粉でとろみをつけ、仕上げにごま油を加える。⑥器に盛り、葉ねぎと一味唐辛子をかけてできあがり。

- 1皿で野菜・きのこ類が約230gもとれ（1日の目標量の約65%）、主菜にもなるボリュームメニュー。
- 野菜やきのこ類はお好みで変更してもおいしい。長ねぎやグリンピース、えのきだけ、きくらげなどもおすすめです。
- 一味唐辛子が味を引き締めます。量はお好みで調節しましょう。

41　第1章 40歳からの食事&生活習慣

40

代用できる食品の例や各メニューの栄養効果、調理のポイントなどをご紹介しています

エネルギー量、食塩相当量は、すべて1人分の数値です

【エクササイズについて】

・写真の説明文にある「左・右」は、すべて読者から見て「左・右」を指しています。基本的には、どの動作も左右どちらから行ってもかまいません。

【レシピについて】

・材料はすべて2人分ですが、栄養量の数値は1人分です。栄養量の数値は、「五訂日本食品標準成分表」を参考に算出しています。
・材料のうちg表記のものは、可食部（骨や殻などを除いた、食べられる部分）の分量で示しています。
・1カップ＝200mL（cc）、大さじ1＝15mL、小さじ1＝5mLです。
・材料の部分に、「油」とだけ記載されているときは、植物油であれば何でもかまいません。また、「だし汁」もお好みの和風だしを使用してください。
・材料はすべて2人分の分量です。調理時間についても2人分の時間ですが、3～4人分でもそれほど変わりません。これを目安とし、火力、調理器具などによって加減してください。

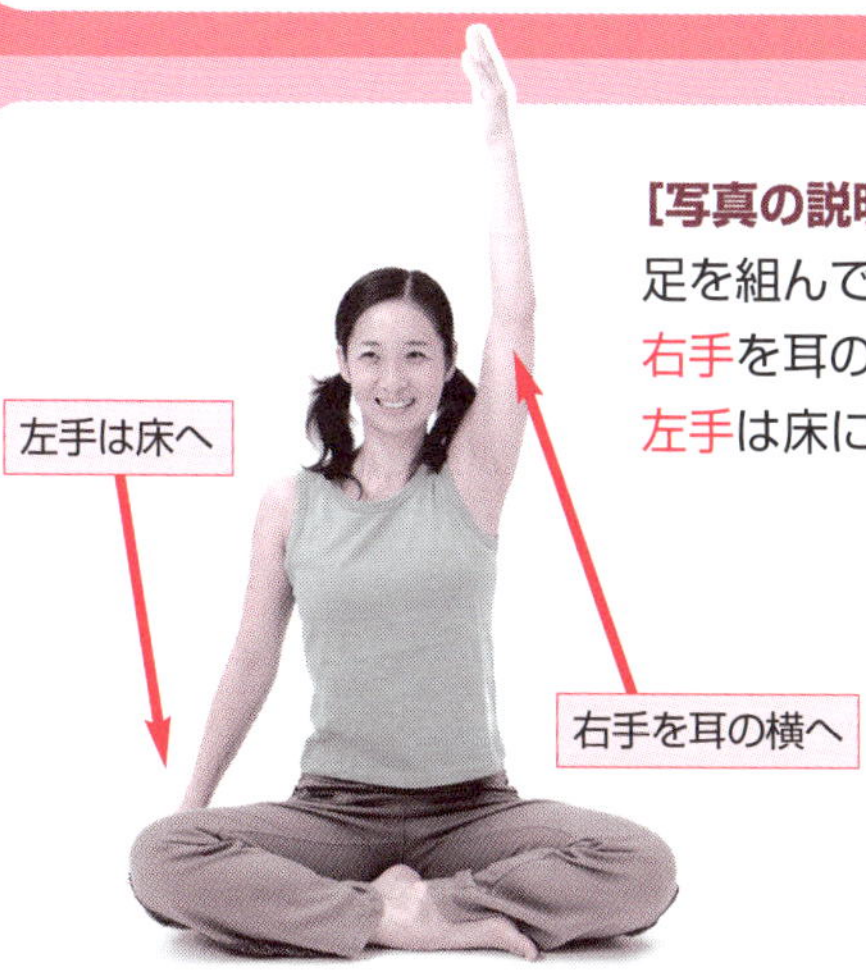

[写真の説明文]
足を組んで座り、
右手を耳の横へ伸ばす。
左手は床についておく

STAFF

レシピ作成◆菊池真由子（管理栄養士）

エクササイズ作成＆モデル◆西山雅美（健康運動実践指導者）

撮影◆溝口清秀（千代田スタジオ）

イラスト◆chiyo

装丁・本文デザイン◆清原一隆（KIYO DESIGN）

DTP◆平山友美子（KIYO DESIGN）

校正◆伊藤めぐみ（夢の本棚社）

編集担当◆篠原要子

第1章

40歳からの食事&生活習慣

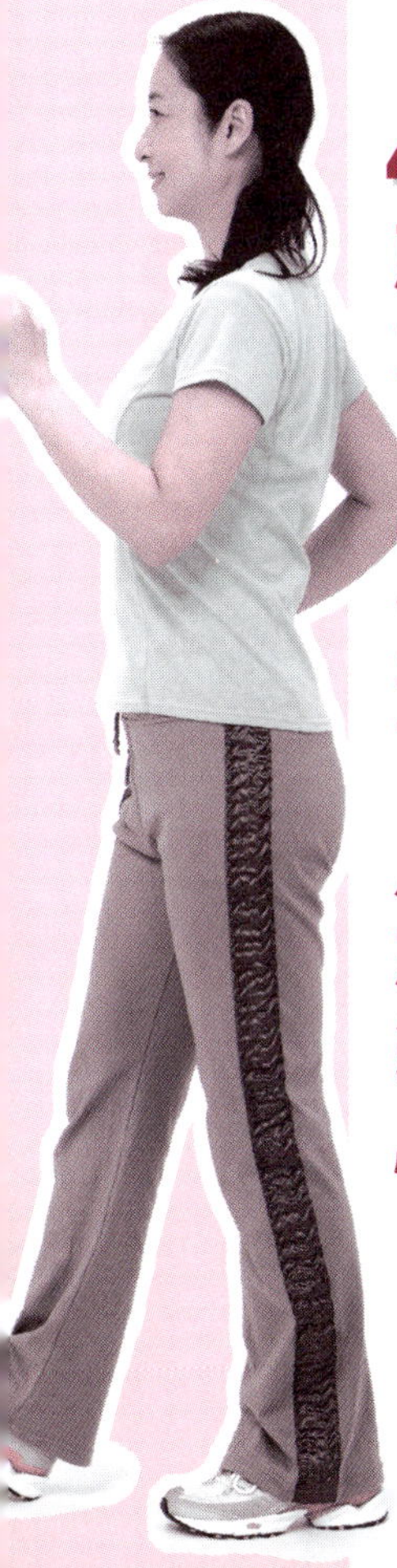

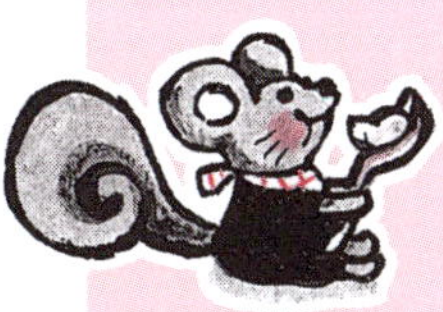

今こそ、年齢にあったダイエットを！

若いつもりでも体は？

40歳を過ぎた頃から、体重が増えるとおなかだけがぽっこり出るようになった、いつものダイエット方法ではやせなくなってきた、太ってしまってもあまり気にしなくなった……など、「若い頃とは違ってきたな」と感じたことはありませんか？　これらは、いつまでも若いと思っていても体や気力が年齢を重ねてきている証拠。「若い頃とは違う」自分に気づいていますか？

脂肪のつきかたが変わる

若い頃に体重が増えたときは、おなかはもちろん、顔や腕、足など体全体が太っていたはずです。ところが40歳頃（早い人なら30代半ば）から、ホルモンバランスの影響などにより、おなか周りに集中して脂肪がつき、いわゆる「ビール腹」「中年太り」といわれるような体型になるのです。

若い頃、特別に食事や運動に気を配らなくても健康でいた体重（20歳頃の体重が目安）に、5～10kg増程度であれば、自然な体重増加といわれています。しかし、それ以上増えた、体が重い、あるいは自分なりのベスト体重を超えている場合はダイエットが必要です。

大切なのは適正体重の維持

　あらゆるダイエットにチャレンジしているけれどなかなかやせない、一時的にやせてもいつのまにか戻ってしまう、ということを繰り返していませんか？　本当のダイエットとは、「自分の体重を心身ともに健康な状態に調節する」ことで、それを「維持すること」がとても大切です。

　食事や運動、休養のバランスなど、健康を無視したダイエット方法では、リバウンド（ダイエット前の体重に戻る、あるいはそれ以上になる）現象を起こしやすく、そのときに増えた体重はほぼ１００％が脂肪になります。これは、生活習慣病を予防する観点からも、避けなくてはいけません。

　若いときのように「ただやせればよい」のではなく、健康寿命を延ばし、さらには美しく、いきいきとした毎日を送るためにも、今こそ年齢に合ったダイエットをはじめてみませんか？

ぽっこりおなかの原因は？ 「メタボ」って何？

おなかがぽっこり！ 中身は何？

体につく脂肪には「皮下脂肪」と「内臓脂肪」があります。二の腕の下側にある指でつまめる肉は皮下脂肪、おなか周りにある指でつまみにくい肉が内臓脂肪です。皮下脂肪型肥満は女性、内臓脂肪型肥満は男性や閉経後の女性に多くみられ、加齢とともに増えていく傾向があります。

内臓脂肪の蓄積は、生活習慣病をはじめ、メタボリックシンドロームの危険性などが指摘されています。

おなかが膨らむほど危険度も増す

脂肪細胞からは、血栓をできやすくするというような「悪玉」の物質ばかりではなく、血管を守って動脈硬化を抑えたり、脂肪の分解を助けたりする「善玉」の物質も分泌されています。健康な人はバランスよくこれらの物質が分泌されているのです。

脂肪が増え過ぎると、この「悪玉」物質が増えてしまうため、血液がドロドロになったり、血管が詰まりやすくなったりします。すると、糖尿病や高血圧症、脂質異常症（高脂血症）を起こしやすくなるのです。

メタボリックシンドロームって何？

メタボリックシンドロームとは、食べ過ぎや運動不足、ストレス、喫煙などが原因で、内臓脂肪が過剰に蓄積されている状態。1つひとつの検査数値は「ちょっと高め」でも、それらが複数重なることで、動脈硬化が進み、心筋梗塞や脳血管疾患などの重篤な症状を引き起こす危険性が飛躍的に高くなってしまうため、注意が必要なのです。

メタボリックシンドローム診断基準

内臓脂肪　おへその高さの腹囲

男性:85cm以上　　女性:90cm以上

（内臓脂肪面積100cm^{2}以上）

＋

血圧　収縮期血圧:130mmHg以上
拡張期血圧:85mmHg以上

血糖値　空腹時:110mg/dL以上

血清脂質　中性脂肪:150mg/dL以上
HDLコレステロール値:40mg/dL未満

3つのうち、2つ以上が当てはまる

（日本動脈硬化学会、日本糖尿病学会、日本高血圧学会、日本肥満学会、日本循環器学会、日本腎臓病学会、日本血栓止血学会、日本内科学会　2005年）

自分の適正体重・適正エネルギー量を知ろう

適正体重と目標体重を決める

ダイエットをはじめる前に、現在の自分の体重を確認し、目標とする体重を決めましょう。適正体重の算出には、ＢＭＩ（ボディ・マス・インデックス）を用います。ＢＭＩ＝22のときがいちばん生活習慣病にかかりにくいことがわかっており、これが適正体重の算出基準です。あるいは、自分なりのベスト体重を基準にしてもよいのです。ダイエットのペースは、１カ月で１～２kg、３カ月で３kgが目安ですが、個人差も大きいので、決して無理はしないこと。これから紹介する方法を少しずつ取り入れて継続すれば、必ず効果が現れるはずです。

１日にどれくらい食べてよいのか

左ページの表に従い、１日の適正エネルギー量を算出します。さらに３で割れば１食当たりのエネルギー量もわかります。外食などのカロリー（エネルギー）表示を見るときの参考にもなりますね。

適正体重・適正エネルギー量の計算法

1）適正体重を計算する

身長（m）×身長（m）×22＝適正体重（kg）

2）自分の1日の活動量から、体重1kg当たりに必要なエネルギー量を出す

1日の活動量	体重1kg当たりに必要なエネルギー量（kcal）
1日の大部分を部屋の中で過ごす。歩くなどの活動は1時間程度	20～25
2時間程度の歩行や、家事や仕事などで立って動き回ることが多い	25～30
1日1時間程度、筋力を使う作業をする。農業、建築業などに従事する人	35～40
1日1時間程度は、激しいトレーニングや体を使う作業を行う	35～

※やせ型の人や若い人は高いほうの数字、肥満ぎみの人や中高年以上の人は低いほうの数字を目安にする。

3）1日の適正エネルギー量を計算する

標準体重（kg）×体重1kg当たりに必要なエネルギー量（kcal）＝1日の適正エネルギー量（kcal）

［例］身長170cmの事務職の場合
・標準体重を計算する
1.7×1.7×22＝63.6（kg）
・適正エネルギー量を計算する
63.6×（25～30）＝1590～1908（kcal）

食事バランスガイドとは？

何をどれくらい食べればよい？

食事バランスガイドは、1日に「何を」「どれだけ」食べたらよいのかがひと目でわかる食事の目安を図示したもので、健康的な食生活を送るために厚生労働省及び農林水産省が策定したものです。食生活改善の参考にしてもよいでしょう。

食事をコマに見立て、各食品グループのバランスがよければコマはまっすぐに立つことができ、どこかで過不足があるとコマはバランスを崩して倒れてしまいます。

コマの形がずん胴になってきたら食べ過ぎの赤信号。上のほうにある食品グループはしっかり食べ、下のほうのグループは控えめでも十分である、という量も示してあります。

あなたの食事バランスは？

1日に「何を」「どれだけ」食べたらよいのか具体的に見ていきましょう。

主食：男性5〜7つ　女性4〜5つ

食事バランスガイド

運動はコマを回転させる原動力。回転させることでコマが安定し、健康を維持していくのです

水分は軸。コマの軸のように、水やお茶といった水分は食事や運動に欠かせない存在です

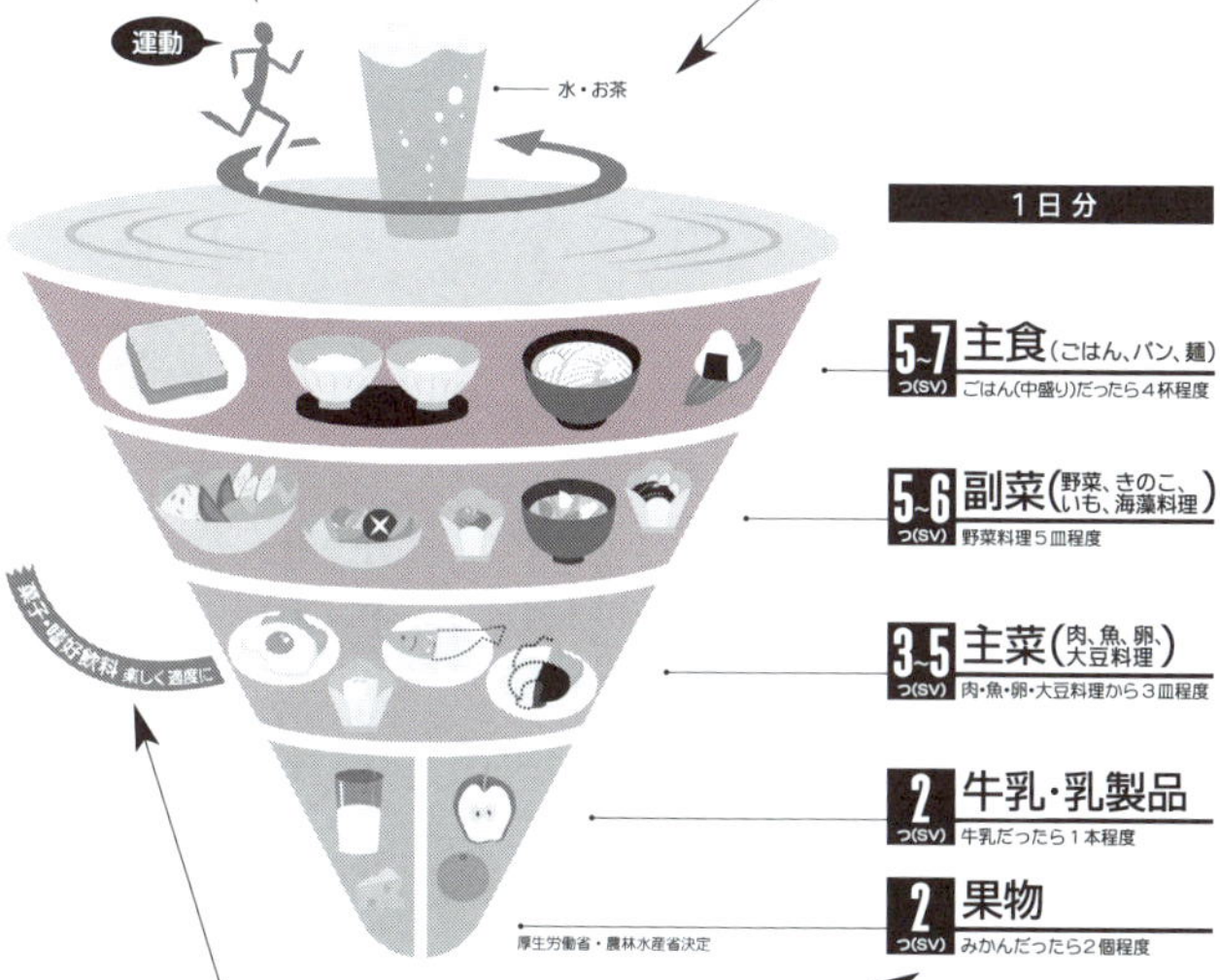

コマを回すためのヒモ。お菓子や嗜好飲料は生活の楽しみの部分。適度に取り入れて楽しい食生活にしましょう

それぞれの食品グループの1日にとる目安量を「2つ（SV）」や「5つ（SV）」で表しています

※病院で医師や栄養士から食事指導を受けている方はそちらの指導に従ってください

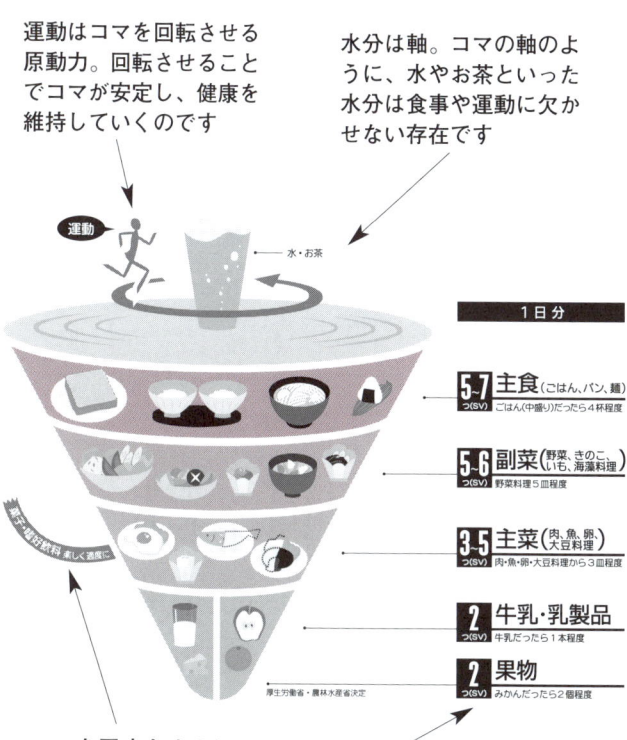

ごはん茶わん小盛り（茶わん⅔膳）で1つ。中盛り（茶わん1膳）なら1・5つ、丼なら2つと計算します。

副菜：男性・女性とも5〜6つ

野菜、いも、きのこや海藻などを主材料とする料理。みそ汁は具だくさんにして1つです。食事が物足りないときは、この副菜をプラスするのがおすすめ。野菜ジュースは1つにしかなりません。

主菜：男性3〜5つ、女性3〜4つ

魚や大豆・大豆製品などを主材料とする料理。卵・大豆料理は1つ、魚は2つ、肉は3つぐらいが目安です。揚げ物などの脂肪分の多いメニューはなるべく控えましょう。

牛乳・乳製品：男性・女性とも2つ

牛乳、ヨーグルト、チーズなど。牛乳1本（200mL）で2つになり、1日分はこれで十分。ヨーグルトなどと組み合わせるときは量を調節しましょう。また、ヨーグルトの糖分やチーズの脂肪分には要注意！

果物：男性・女性とも2つ

みかんや柿、ももは1個、りんごやなし、ぶどうは½個で1つ。おやつに置き換えてもよいですね。

料理区分別の摂取目安

男性	エネルギー	主食	副菜	主菜	牛乳・乳製品	果物	女性
70歳以上	1,800 kcal（±200kcal）	4～5つ	5～6つ	3～4つ	2つ	2つ	70歳以上／70歳未満の成人 活動量低い
70歳未満の成人 活動量低い	基本型 2,200 kcal（±200kcal）	5～7つ	5～6つ	3～5つ	2つ	2つ	70歳未満の成人 活動量普通以上
70歳未満の成人 活動量普通以上	2,600 kcal（±200kcal）	7～8つ	6～7つ	4～6つ	2～3つ	2～3つ	

区分別料理例

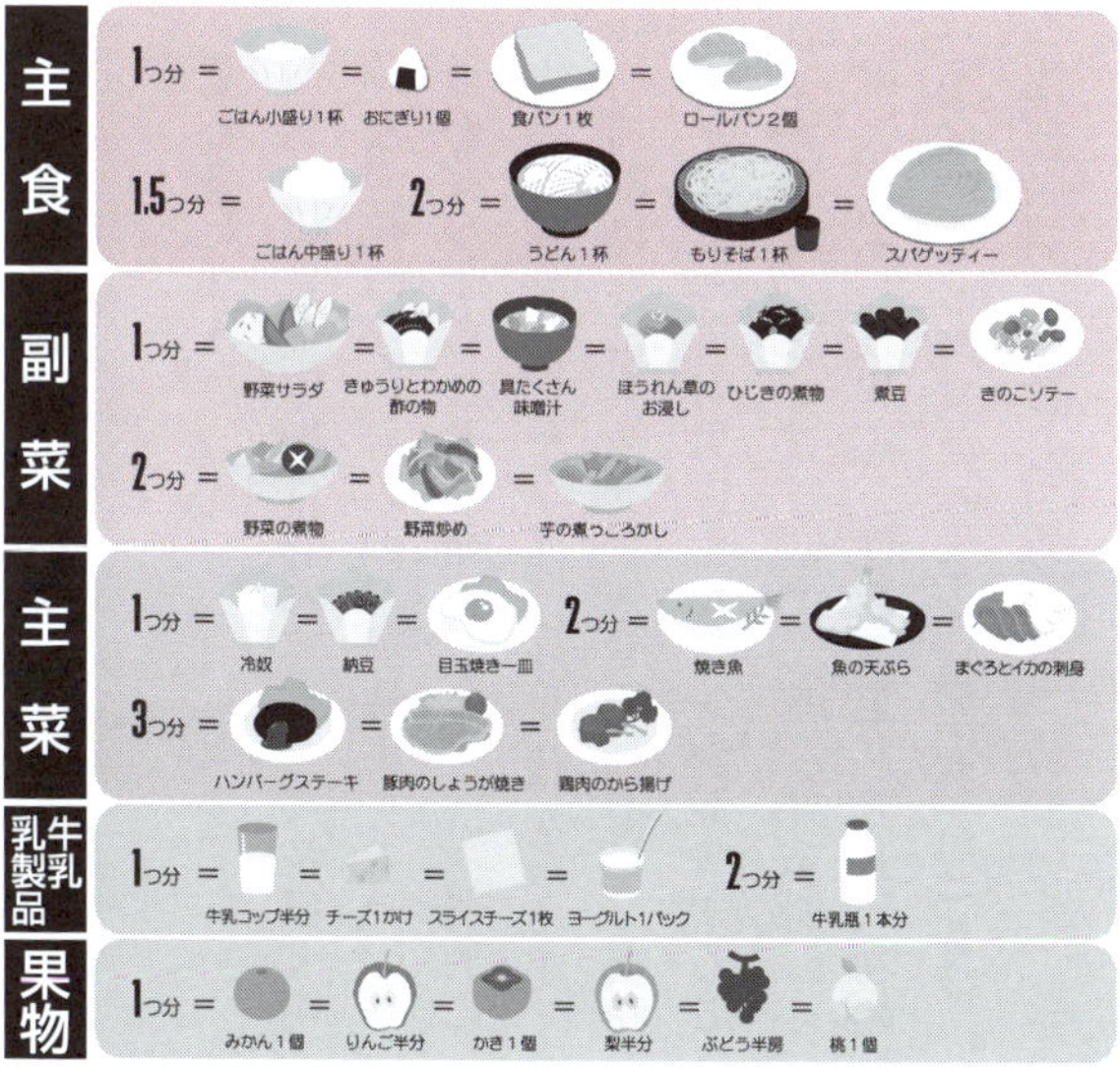

更年期とダイエット。上手につき合うには？

更年期とは？

「更年期」とは、女性の場合、閉経の前後5年の計10年間、およそ45～56歳ぐらいを指します。更年期医学では、治療と予防の観点から40歳以降を呼ぶ場合もあります。

個人差があるものの、更年期になるとさまざまな不快症状が現れます。これが「更年期障害」で、閉経前に不調が強く出やすいといわれています。必ず婦人科を受診して、ほかの病気が隠れていないかどうか確認しましょう。

男性にも更年期は訪れます。女性ほど明確な変化はないものの、男性ホルモンの一種が減少することで発生します。一般的に大きく減少しはじめるのは40歳代からです。

加齢以外にもストレスや睡眠不足、運動不足によっても男性ホルモンが減少することがわかっています。だるい、不安感、不眠、頻尿、残尿感、性欲減退、ＥＤ（勃起不全）などの気になる症状があるときは、泌尿器科を受診してみましょう。

更年期とダイエット

女性は更年期をきっかけに内臓脂肪がたまりやすい体に変化します。症状に気分のいらつきがあり、過食やアルコールの多飲で解消しようとしたり、また、食欲不振から特定の食品ばかり食べ続けるなど太りやすい体質になることを理解しましょう。

男女とも、ストレス解消や睡眠を促すためにとお酒を飲む人も多いですが、深酒は熟睡を妨げ、更年期症状がエスカレートすることも。また、節酒そのものにダイエット効果があることも知っておきましょう。

栄養と運動のバランスでスッキリ

男性も女性も、生活習慣を整えることで更年期障害の予防や症状の軽減が可能です。基本はバランスのよい食事ですが、とくに女性は大豆・大豆製品が多めの食事を心がけましょう。ただし、イソフラボン添加食品やサプリメントは過剰摂取と副作用の危険がありますので注意が必要です。

男性の場合、体力に見合った運動をすることで減少した男性ホルモンが増加することがわかっています。積極的に体を動かせば、ストレス解消や安眠にもつながります。

「太りにくい」食事＆生活習慣のヒント

子どもより食事量は少なくてよい

40歳以降の平均的な男性のエネルギー必要量は２２５０キロカロリー、女性は１７００キロカロリー。これは男性は10歳、女性は８〜９歳の子どもより少なくてもよいということです（「日本人の食事摂取基準」２００５年版）。

体重が増えるということは、自分にとって必要以上のエネルギー量をとり続けているという証拠。「太るような生活」をずっと続けていたということを認識しましょう。

粗食だから低カロリーとは限らない

健康によいといわれる食品をどんどん食べ続けていると、食べなければいけない食品が増え続けてしまいます。その結果、食べ過ぎて体重オーバーを招いていることがあるのです。

たとえば、毎日飲む牛乳にきなこや黒ごまをプラスしたりしていませんか？　料理の仕上げにオリーブ油をかければ、油のエネルギー量がプラスされてしまいます。「よい」といわれる食品でも、量が過ぎれば予想外の体重増加の原因になってしまうのです。

何かを追加したら、そのぶん、別の何かを減らさないと、単なる食べ過ぎになってしまいます。

体によい・悪い食品はあなた次第

「体によい」と紹介された食品を積極的に取り入れていても、果たしてその食品が持つ健康効果はあなたにマッチしているでしょうか。「よい」といわれる食品ばかり集中的に食べていたり、「悪い」といわれる食品を回避し過ぎて栄養バランスを崩してしまうことすらあります。

砂糖は避けていても黒砂糖やはちみつなら安心と考えていませんか? エネルギー量に違いはないので過信は禁物です。

どんな食べ物にもよい部分と悪い部分があります。量を多くとれば、よい部分が発揮されますが、悪い部分も増幅してしまいます。

食品は「食べ物」であり「薬」でも「毒」でもありません。「よい」といわれる食品の食べ過ぎは禁物ですが、一方で「悪い」

とみなされがちな食品でもよい面があります。一般的な常識の範囲内で食べ、旬を楽しむ食卓にしましょう。

できることからはじめよう

ダイエットをはじめるにあたり、「太りにくい生活」に変えようと思っても、長年身についた生活習慣は、なかなか変えることができません。まずは、やりやすいところからひとつずつ取り入れてみましょう。

一度にたくさんやろうとがんばり過ぎることが、挫折の原因にもなります。あせらずに続けることが重要です。

タイプ別に具体例を紹介しますので、実行できそうな項目にチェックを入れてみましょう。少しずつできる項目を増やしていくのを目標にするとよいですね。

●食べ過ぎてしまう人

□よくかんで食べるようにする（ひと口20回ぐらい）。1回の食事に20分はかける。

※満腹感を感じるのは食事開始から15分～20分後といわれている。

□食物繊維の多い食品（海藻、寒天、こんにゃく、きのこ、ごぼう、大豆、枝豆、玄米など）を意識して多めに食べる。

※食物繊維はかむ回数を自然に増やし、満腹感を得やすくする。

□食前にコップ1杯の水を飲む。

※胃が膨らんで食べ過ぎをセーブ。

□スープ、汁物、野菜など水分の多いものを最初に食べる。

□腹8分目にする。

※満腹まで食べない。もうひと口食べようかな？　というところでやめる。

□薄味を心がける。

※濃い味つけはごはんが進む傾向あり。

□1人分ずつ小皿に取り分け、最初に食べる量を決める。

□食後にすぐ歯磨きを行う。

□食事が済んだら食卓から離れる。

●おやつが多い人

□間食は見えない場所にしまっておく。

□おやつの買いおきをしない。

□おやつを食べたくなったら低カロリーのものを選ぶ（こんにゃくゼリーなど）。

□間食の回数を最初に決める（1日1回など）。

□お菓子を買うときはカロリー表示を見て、少ないものを選ぶ。

□おやつを買うときは小袋のものにする。

●**脂っこい食事が多い人**

□肉類の皮、脂身は除いて調理する。あるいは食べるときに残す。

□油を使うより、焼く、蒸す、ゆでるといった調理を多めにする。

●**外食が多い人**

□カロリー表示を見て、少ないものを選ぶ。

□野菜が豊富なメニューを選ぶ。

□洋食・中華より、和食を選ぶ。

□肉料理より魚・野菜料理を選ぶ。

□丼ものより定食メニューを選ぶ。

●**運動不足を感じている人**

□歩数計を用いて、毎日の歩数を記録する（少しずつ増やす。10分＝１０００歩）。

□自転車・バス・車を使わず、歩く機会を増やす。

□階段を使う。

□電車の中で立つようにする。

□自分の体力に見合った運動をはじめる。

□日常生活でこまめに体を動かす。

□朝や寝る前にラジオ体操やストレッチを行う。

□休日や時間に余裕がある日にはウォーキングやサイクリングを行う。

●理由がわからないけれど、体重が増えてしまう人

□毎日体重計にのり、記録する。

□朝食は少なくてもいいので、必ずとる。

※朝食を抜くと昼食の過食につながる。

□食事を1日3回、ある程度一定の時間にとる。

□朝食と昼食をきっちり食べることで、夕食のドカ食いを防ぐ。

□寝る2時間前までに夕食を終えるようにする。できない場合は、夕食はいつもより軽めにする。

□朝起きて水を1杯飲む。便秘で悩んでいる人におすすめ。

□夕食が遅くなる場合は、夕方5時ぐらいに軽くおにぎりなどを食べ、帰宅後はいつもより少なめ（7割程度）にして、遅い時間でのドカ食いを防ぐ。

□無理して食べきろうとしない。ひと口残す勇気を持つ。

□お酒の量を控える。1日の目安はビール500mL程度まで。

□食べ・飲み過ぎたときは、次の2日間の夕食をあっさりめの味つけにし、量も控える。

リバウンドを予防しよう

今までどおりのダイエットではダメ？

短期間で大幅な減量にチャレンジするのは禁物。年齢とともにリバウンド（ダイエット前の体重に戻ったり、それ以上に増える）現象を起こしやすくなり、リバウンドを繰り返すとさらにやせにくい体になるので「ダイエットに挑戦するたびに太ってしまう」という悪循環に陥ってしまいます。

無理な食事制限や体力以上の運動はつらい思いをするだけで、挫折の原因になります。ゆっくりペースで体を順応させていくと、リバウンドしにくくなります。

太りやすい時期を知る

女性には太りやすい時期が2回あります。1回めは30～40歳代で、間食の増加や運動不足など生活習慣の乱れがおもな理由です。2回めは閉経を迎える時期です。

30～40歳代は女性ホルモンの働きによって皮下脂肪が増え、閉経後になると女性ホルモンの分泌が減るため、男性同様に内臓脂肪がたまりやすくなります。

男性の場合は、30歳頃から運動量や基礎代謝量が減っていくにもかかわらず、若いときと同じ内容の食事を続けていると年齢とともに太りやすくなっていくのです。

食事制限＋運動でリバウンドを防ぐ

食事制限だけでダイエットすると脂肪と一緒に筋肉も落ち、基礎代謝量が減ってしまいます。基礎代謝量とは、生きていくために最低限必要な消費エネルギーのこと。基礎代謝量が多いほど、やせやすい体ということになります。

年を重ねると基礎代謝量は落ちていくため、少しの食事でもカロリーオーバーになり、それが脂肪となってリバウンドしてしまうのです。また、食事を抜くといった方法で急激に体重を落とすと、脳が勘違いして食欲を増進させたり、体に脂肪を蓄積しようとします。

一方、運動だけで脂肪を減らしていくのもかなりハード。運動は「筋肉量を保って生活習慣病を防ぐために必要なもの」と理解しましょう。

40歳を過ぎたら、落とした体重を維持するだけでもすばらしい成果と考えましょう。

外食での賢いメニュー選び

おすすめは定食

外食では、ごはんとおかずを組み合わせた定食スタイルがおすすめです。たとえば肉野菜炒めのように「肉＋野菜」となっているものか、ハンバーグなどメインのおかず1品に野菜が添えてあるようなものを選ぶとよいでしょう。

めん類などの単品なら具だくさんのものを選んだり、サラダなどを組み合わせれば栄養バランスがよくなります。

黄色と茶色のメニューを避ける

レストランや居酒屋、持ち帰り弁当などでメニューを選ぶとき、パッと見て容器やお皿の半分以上が黄色や茶色で埋まっていたら、「高カロリーメニューだな」と考えましょう。黄色や茶色のメニューには揚げ物や肉類などが多い傾向にあるからです。

黄色や茶色に赤や緑、白などできるだけ多くの色が混じっているカラフルなメニューを選ぶように心がけましょう。

脂肪じゃないのに脂肪になる？

揚げ物や肉類などの油物を控えているのに太ってしまうことはありませんか？　そんなときはごはん類やめん類など主食の食べ過ぎが原因かもしれません。

ごはんもめん類も量が過ぎれば体内で内臓脂肪として蓄積されてしまいます。とくに丼やカレー類はごはんの量が多く、茶わんの2～3杯程度の量が盛りつけてあります。ごはんを少なめにして、サラダやけんちん汁などをセットすれば満足度もアップするはずです。

バイキングや大皿料理のときは

バイキングや大人数で大皿料理を取り分けるときは、多くの種類の食品を食べられる反面、自分の食べた量を把握しにくくなってしまいます。

野菜やあっさりした味つけの料理を中心に選んだり、たくさんの種類を少量ずつ食べれば、満足感が得られやすくなり、食べ過ぎを防ぐことができます。

また、同じような料理の重ね食べをしないようにすることも大切です。

１日のおやつやお酒の量の目安

間食はカロリー表示をチェック！

どうしてもおやつが食べたいときは、１日２００キロカロリーを目安に。カロリーの低いものや小袋に分かれているタイプのものを選ぶ、今までの半量にする、など「太りにくい食べ方」に変えていきましょう。全体的に洋菓子よりも和菓子、揚げてあるもの（ドーナツなど）よりも焼いてあるもの（クッキーやおかき）、アイスよりゼリー・寒天のほうがカロリーは低めです。

お酒を飲むとなぜ太る？

お酒には、微量栄養素が含まれないために代謝が進まず、余分なカロリーとして内臓脂肪になってしまいます。また、食欲増進効果もあり、食べ過ぎてしまううえ、おつまみには脂っこく塩分が多い「太りやすいメニュー」が多いのも原因です。

お酒の量を控え、揚げ物は避けて、刺身や鍋物、焼き物、野菜料理などを選ぶのが「太りにくい飲み方」です。

おやつやアルコールのエネルギー量

		1個当たりの エネルギー量	目安量
おやつ	こんにゃくゼリー	約25kcal	3〜4個
	水ようかん・ まんじゅう	約100〜 150kcal	1個
	大福・ どら焼き	約150〜 200kcal	1個
	杏仁豆腐・ コーヒーゼリー・ ヨーグルト（ミニカップ）	約60〜 70kcal	市販品 カップ1個
	クッキー	約45〜 55kcal	4枚
	ショートケーキ・ ドーナツ・ アイスクリーム	約300〜 400kcal	1/2個
アルコール	ビール	200kcal	500mL 1缶
	日本酒（純米酒）	185kcal	1合
	焼酎（25度）	146kcal	コップ 1/2

特定保健用食品（トクホ）やサプリメントを上手に使おう

本当に効果があるの？

ダイエット用サプリメントは、効果を実感できる人とそうでない人に分かれます。また、ダイエット用の置き換え食品は、食べ過ぎたあとのカロリーオーバーを調節するには手軽なものですが、日常的に使用しても健康ややせた体重を維持できるかは疑問が残ります。

輸入品のダイエット食品やサプリメントには、危険な成分が含まれていることもあるので手を出さないでおきましょう。

トクホの油にご用心！

コレステロールや体脂肪に対する機能を持つ油やマーガリンなどは、「毎日」「表示してある1日の目安量を守って」はじめてその効果を発揮するものです。

多く使うほど早く効果が現れたり、食べた油が消えてなくなったりすることはありません。あくまでも油なので、使い過ぎると肥満の原因になります。

お米にプラスする食品を利用する

炊飯時に追加する雑穀やビタミンやミネラルを強化した米、こんにゃくなどを主原料にしたカロリーを抑え食物繊維を追加した「低カロリー米」などが市販されています。これらは必要な栄養素などを追加しつつも余分なエネルギーや脂肪が付随してこないうえに、よくかんで食べる習慣をつけやすくします。

トクホ・健康食品は薬ではない

「脂肪対策のトクホを飲んでいるからたくさん食べても安心」「肝臓用に健康食品をとっているから大酒を飲んでも大丈夫」という過信は禁物。トクホは健康をサポートするもので、基本は食事、運動、休養（睡眠）の3本柱です。また、継続使用して効果を発揮するものなので「今日は食べ過ぎたから飲んでおこう」と気まぐれに使っても期待薄。目的に応じて「血糖値が気になりはじめた方の食品」「コレステロールが高めの方の食品」などの区分をきちんと使い分けることも大切です。

健康食品やサプリメント類を使用して体調が悪いと感じたらすぐに中止しましょう。

脳卒中や動脈硬化、心筋梗塞を予防する働きをもち、血栓を溶かす作用があるDHAやIPA（EPA）は、あじやさばなどの青魚に豊富に含まれています。ナッツ類に豊富なビタミンEには、毛細血管の血行をよくする働きがあります。

あじの10色マリネ

116kcal
食塩1.9g

［材料］（2人分）

あじ（刺身用）1パック（80g）
海藻ミックス（乾燥）5g
わかめ（乾燥）2g
ピーナッツ10粒
きゅうり1本
ミニトマト6個
ポン酢または和風ドレッシング 大さじ2

［作り方］

①海藻ミックスとわかめは水で戻す。
②きゅうりとミニトマトは水洗いし、きゅうりは1cmの輪切り、トマトは半分に切る。ピーナッツは薄皮をむいて半分にする。
③ボウルに、水きりした海藻類と野菜、薄切りにしたあじを入れ、ポン酢あるいはドレッシングをかけてあえる。

※ドレッシング使用の場合は167kcal、食塩1.2g

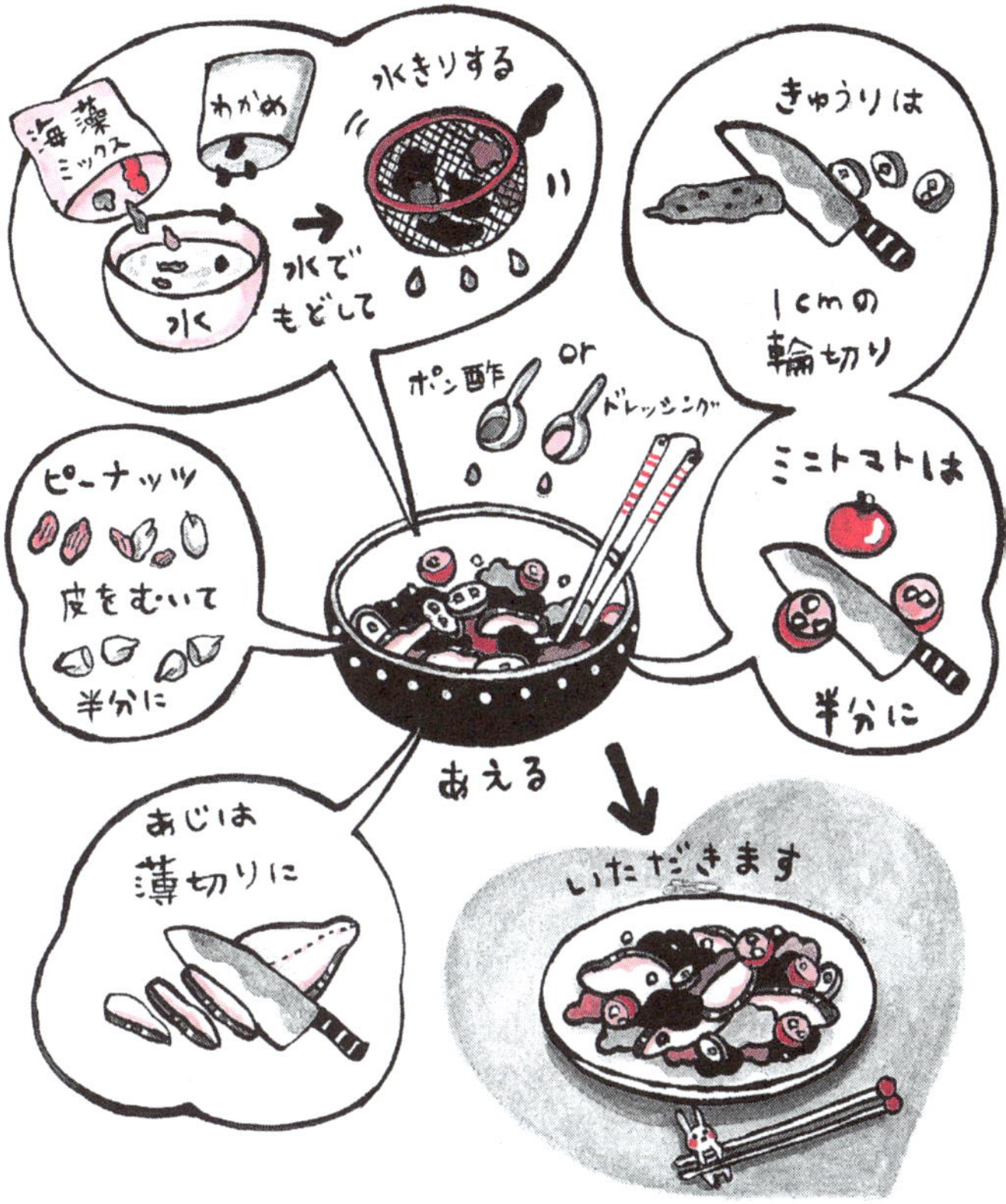
海藻ミックス
わかめ
水
水でもどして
水きりする
きゅうりは
1cmの輪切り
ポン酢
or
ドレッシング
ピーナッツ
皮をむいて
半分に
ミニトマトは
半分に
あえる
あじは
薄切りに
いただきます

●DHAやIPAは魚の脂に溶け込んでいる成分。焼き魚にすると脂が焼け落ちてしまうので、刺身でそのまま食べれば逃さずしっかり摂取できます。
●ピーナッツを加えることで歯ごたえがよくなります。ナッツはアーモンドやくるみなどお好みのものでもOK。

春雨はたくさん食べても低エネルギーなので、ダイエット中にもおすすめ。イライラを鎮めてくれるセロリやがん予防効果のあるしょうが、にんにくなどの野菜類と食物繊維たっぷりのきのこ類を組み合わせたことで、健康効果もアップ！

春雨のうま煮

217kcal
食塩2.1g

［材料］（2人分）

春雨50g　豚もも薄切り30g　生しいたけ1パック　セロリ1本　たけのこ（ゆで）中1/4本　葉ねぎ小さじ1　しょうが1かけ　にんにく1片　油小さじ1　Ⓐ［めんつゆ大さじ2　しょうゆ・オイスターソース・砂糖各小さじ2　中華だしの素・ごま油各小さじ1/2　片栗粉小さじ1　一味唐辛子適量］

［作り方］

①春雨は熱湯で戻し、ざるにあける。②豚肉、しいたけ、セロリ、たけのこはせん切り、にんにくとしょうが、葉ねぎはみじん切りにする。③フライパンに油を熱し、豚肉、にんにく、しょうがを炒め、香りがでたら、しいたけ、セロリ、たけのこをしんなりするまで炒める。④水200mL、Ⓐを加え、春雨を入れて弱火で煮含ませる。⑤煮汁が少なくなったら、水溶き片栗粉でとろみをつけ、仕上げにごま油を加える。⑥器に盛り、葉ねぎと一味唐辛子をかけてできあがり。

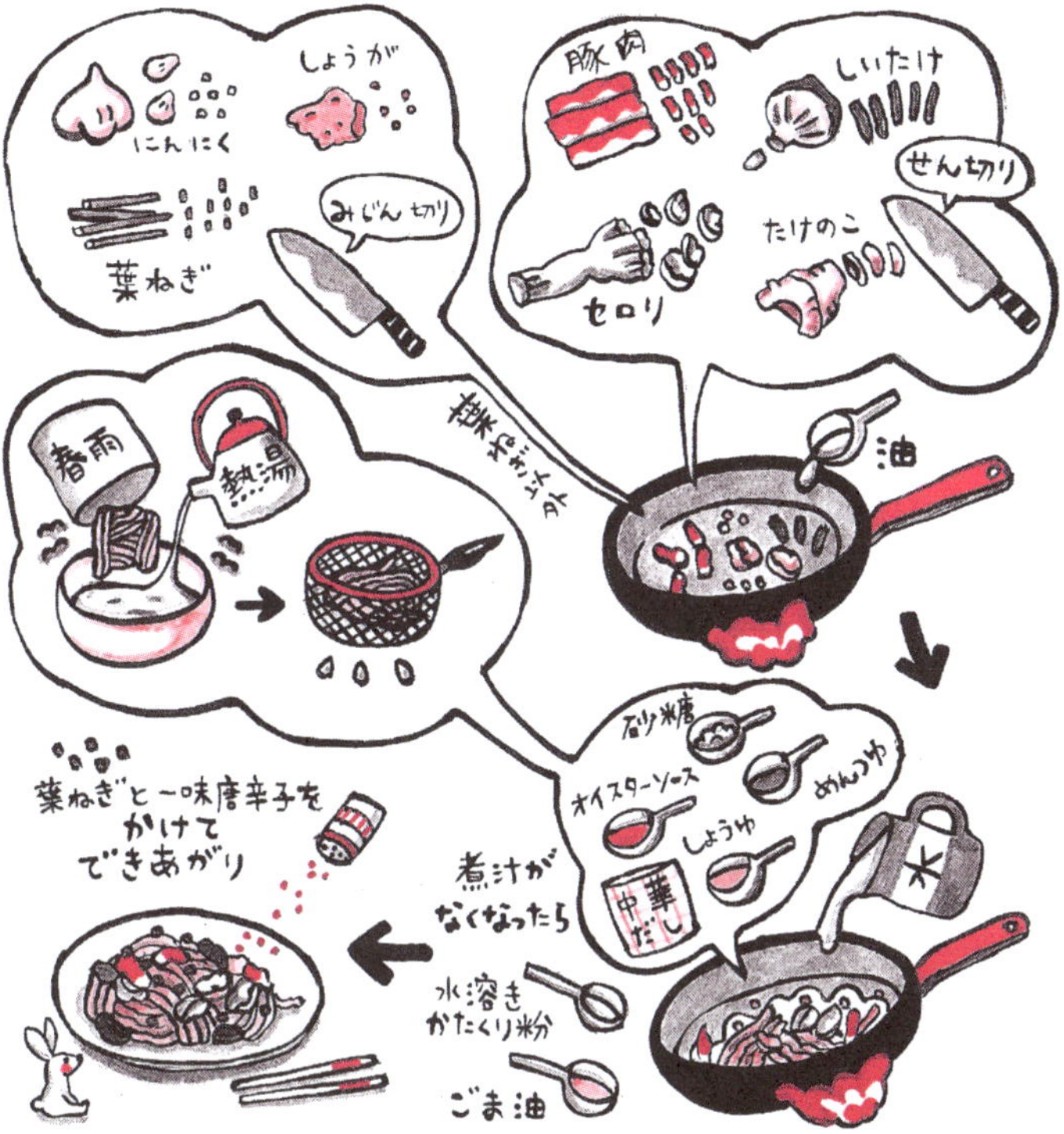

- 1皿で野菜・きのこ類が約230gもとれ（1日の目標量の約65%)、主菜にもなるボリュームメニュー。
- 野菜やきのこ類はお好みで変更してもおいしい。長ねぎやグリンピース、えのきだけ、きくらげなどもおすすめです。
- 一味唐辛子が味を引き締めます。量はお好みで調節しましょう。

丈夫な骨を作るコツコツレシピ

カルシウムには骨や歯を形成するだけでなく、心臓の鼓動や筋肉をスムーズに動かす働きがあります。慢性的な不足は神経過敏といったイライラを招くほか、骨がもろくなる、足がつる、手足のしびれなどの症状が起こります。しっかり補給しましょう。

がんもの豆乳スープ

268kcal
食塩1.7g

[材料]（2人分）

がんもどき（ひろうす）2個
にんじん 中1/3本
きょうな（みずな）1/3束
だし1・1/2カップ
豆乳1カップ
みそ 大さじ1

[作り方]

①にんじんはせん切り、きょうなは根を落とし、にんじんと長さを揃えて切る。がんもどきは十字に包丁を入れて1/4にする。
②小鍋にだしを入れ、にんじんとがんもどきに火を入れる。
③豆乳ときょうなを加え、みそを溶かして味を調え、きょうながしんなりしたら火を止める。

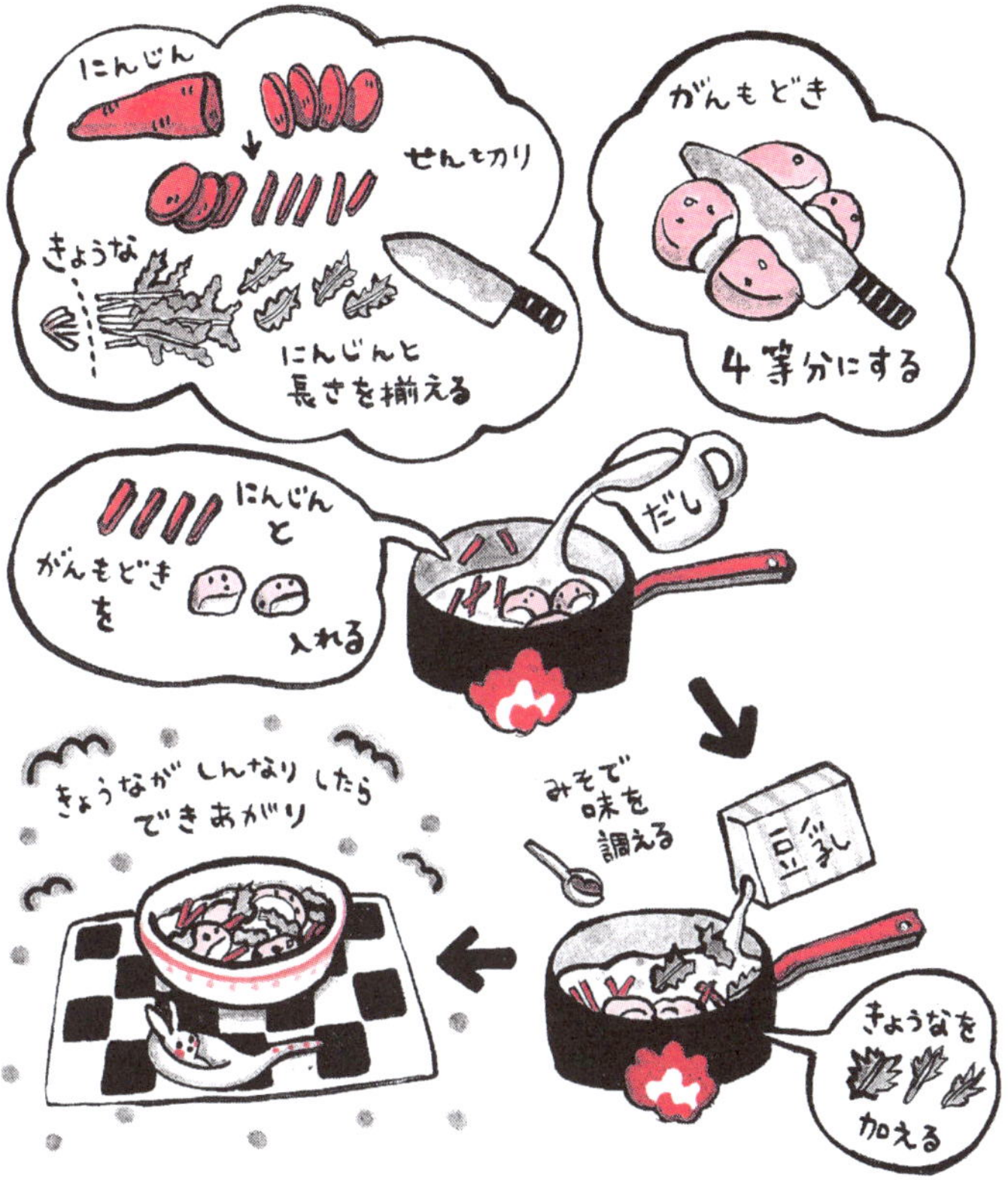
にんじん
せん切り
きょうな
にんじんと
長さを揃える
がんもどき
4等分にする
にんじんと
がんもどき
を
入れる
だし
みそで
味を
調える
豆乳
きょうなを
加える
きょうながしんなりしたら
できあがり

● 1人分で約300mgのカルシウムがとれます。
●がんもどきは大豆製品のなかでも飛び抜けてカルシウムが豊富。生揚げ（厚揚げ）にするとカルシウム量は約1/2に減ってしまいます。
●豆乳の代わりに牛乳を使用してもよいでしょう。
●きょうなの代わりに菜の花やみぶな、だいこん葉、かぶ葉もおすすめ。

ダイエット中でも安心 ローカロリーデザート

砂糖は太る食品の代名詞として敬遠されがちですが、吸収効率のよい脳の栄養成分でもあります。甘い味は自律神経のバランスを整え、心身をリラックスさせる効果があります。たまには、ほっとひと息つくのもダイエットを成功させる秘訣です。

水無月風あずき寄せ

201kcal
食塩0.4g

[材料]（2人分）

ゆであずき1缶（210g）
牛乳1カップ（200mL）
水1カップ（200mL）
粉寒天4g
抹茶みつ［抹茶小さじ1　ガムシロップポーション8個分］

[作り方]

① 小鍋に水と粉寒天を入れ煮溶かし、2分程度沸騰させる。
② 火を止め、牛乳とあずきを加え、全体に軽く混ぜ合わせる。
③ 冷蔵庫で1時間ほど冷やし固め、適当な大きさにカットする。
④ ボウルにガムシロップを入れ、抹茶を少しずつ加えてダマにならないように溶かす。
⑤ 器に盛り、好みでみつを添えていただく。

※みつをかけない場合は188kcal

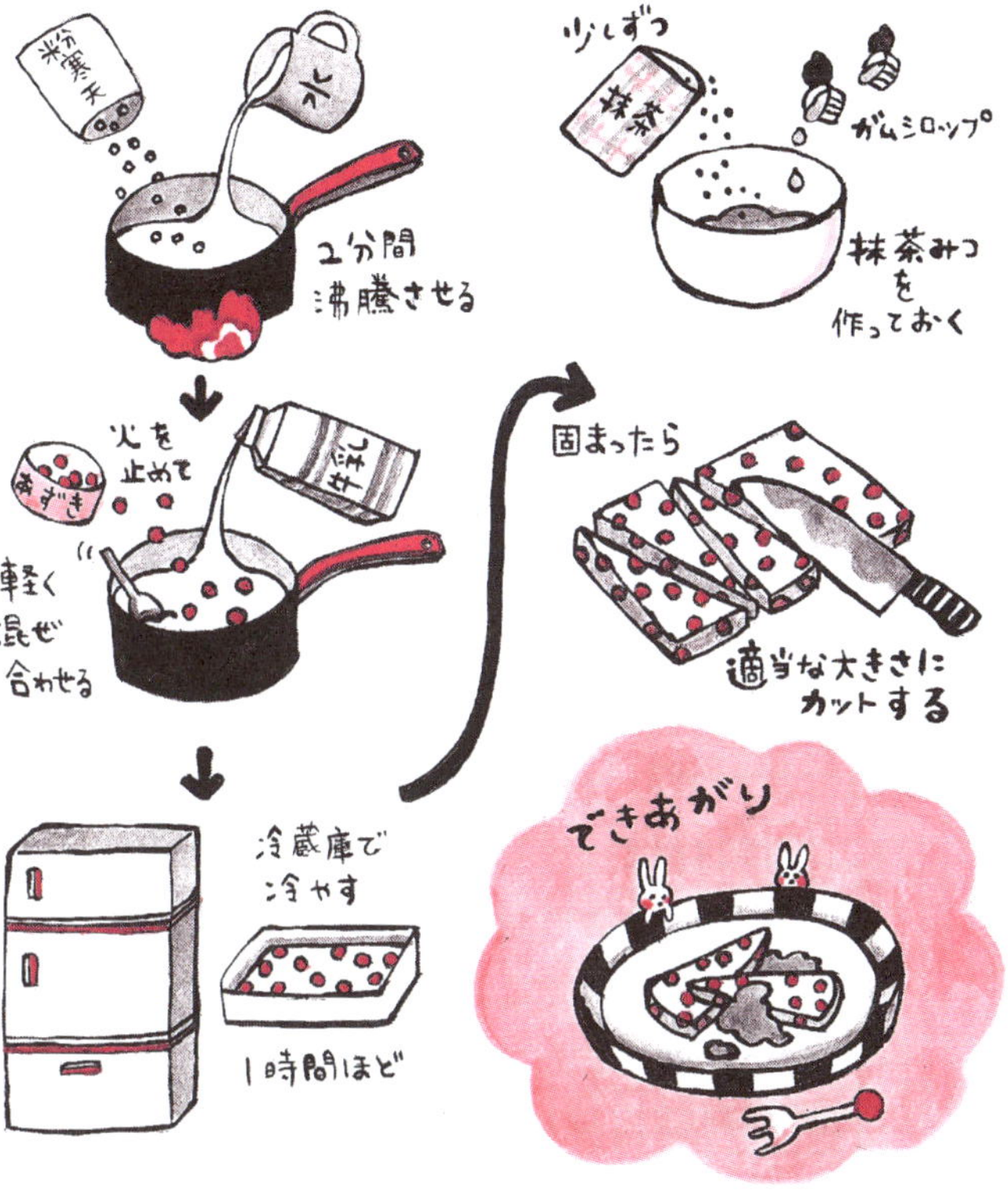

●ガムシロップはカロリーカット、カロリーゼロタイプなどを使うと、より一層カロリーを減らすことができます。ポーションタイプがない場合は、砂糖80gと水100mLを鍋に軽く煮立て、冷ましたものを利用します。

●抹茶は完全に溶けませんが、ダマになっていなければよいでしょう。

年に一度の健康診断・家庭用健康グッズの利用

健康診断には種類があり、血液検査や尿検査といった「基本健康診査」のほか、「がん検診」「歯科検診」「骨粗しょう症検診」「視野検査（眼科：緑内障早期発見のため）」がおすすめです。平成20年4月からは40～74歳を対象に、メタボリックシンドロームに着目した「特定健診・保健指導」もスタート。加齢とともに病気のリスクは高まっていきますので、年に1度の健康診断をしっかり受けて、病気の早期発見・早期治療を心がけましょう。

近くの病院、または市民健診を利用して、毎年誕生月などにまとめて受けると忘れずにすみます。

家庭用の体重計や血圧計、歩数計で毎日自分の記録をつけるのもおすすめ。受診時に持参すると、より正確な診断を受けやすくなります。

第2章

40歳からのボディースタイリング

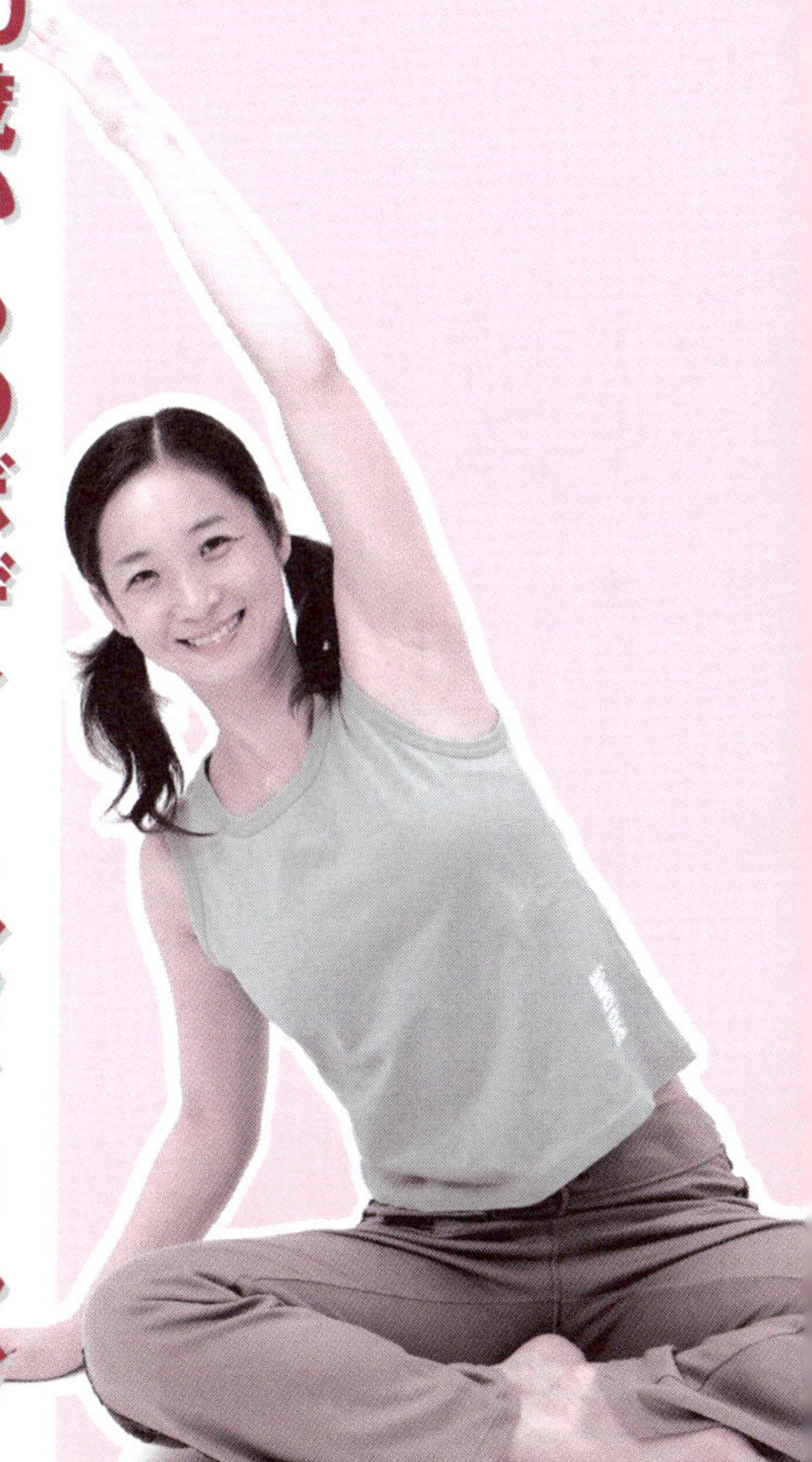

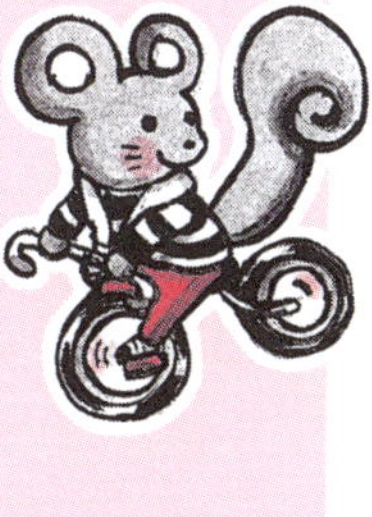

運動の種類と必要性

3種類の運動を組み合わせて

運動には大きく分けて、「有酸素的運動」「筋力トレーニング」「ストレッチ」の3種類があります。運動は、ダイエットや生活習慣病の予防と改善、健康作りにとって食事とともに重要です。

ダイエットを行うとき、食事制限だけでも体重は減りますが、3種類の運動を組み合わせることで、リバウンドしにくい、美しいボディーラインになる、消費エネルギーの高い体になる、などの効果が得られます。

有酸素的運動とは？

有酸素的運動は、ウォーキングやジョギング、水泳、エアロビクスダンスのように酸素を体内に取り込みながら持続して行う運動のことです。これらを10分以上続けることで有酸素的運動になります。有酸素的運動の目的は、脂肪燃焼と体力作り。目標は1日30分ですが、10分×3回でも脂肪燃焼効果は同じといわれています。

筋力トレーニングとは?

筋力トレーニング（以下、筋トレ）は、基礎代謝を高め、消費エネルギーを増やします。エネルギーは筋肉で消費するため、筋肉があるほうがやせやすく、太りにくい体質になるのです。また、体が引き締まり、男性も女性も格好のいい体になります。

筋トレはダイエットのためだけでなく、寝たきりや車いすの生活になることを予防するためにも重要な運動です。1日1種類からでもよいので、できることからはじめてください。慣れてきたら種類や回数を増やして、筋肉に刺激を与えましょう。

ストレッチとは?

ストレッチ（柔軟体操）は、血液やリンパの流れをよくして疲労回復を促し、けがを予防したり柔軟性を高めたりします。40歳を超えると、「体が硬くなっている」と感じる人も多いですが、あきらめずにいつからでも日常生活に取り入れましょう。

背伸びをすることもストレッチです。体が伸びると心もほぐれます。1日1種類でもよいので、硬い体が徐々にほぐれていくのを楽しんでください。

あなたに合った運動は？

現在のあなたにおすすめな運動量はどれぐらいかチェックしてみましょう。

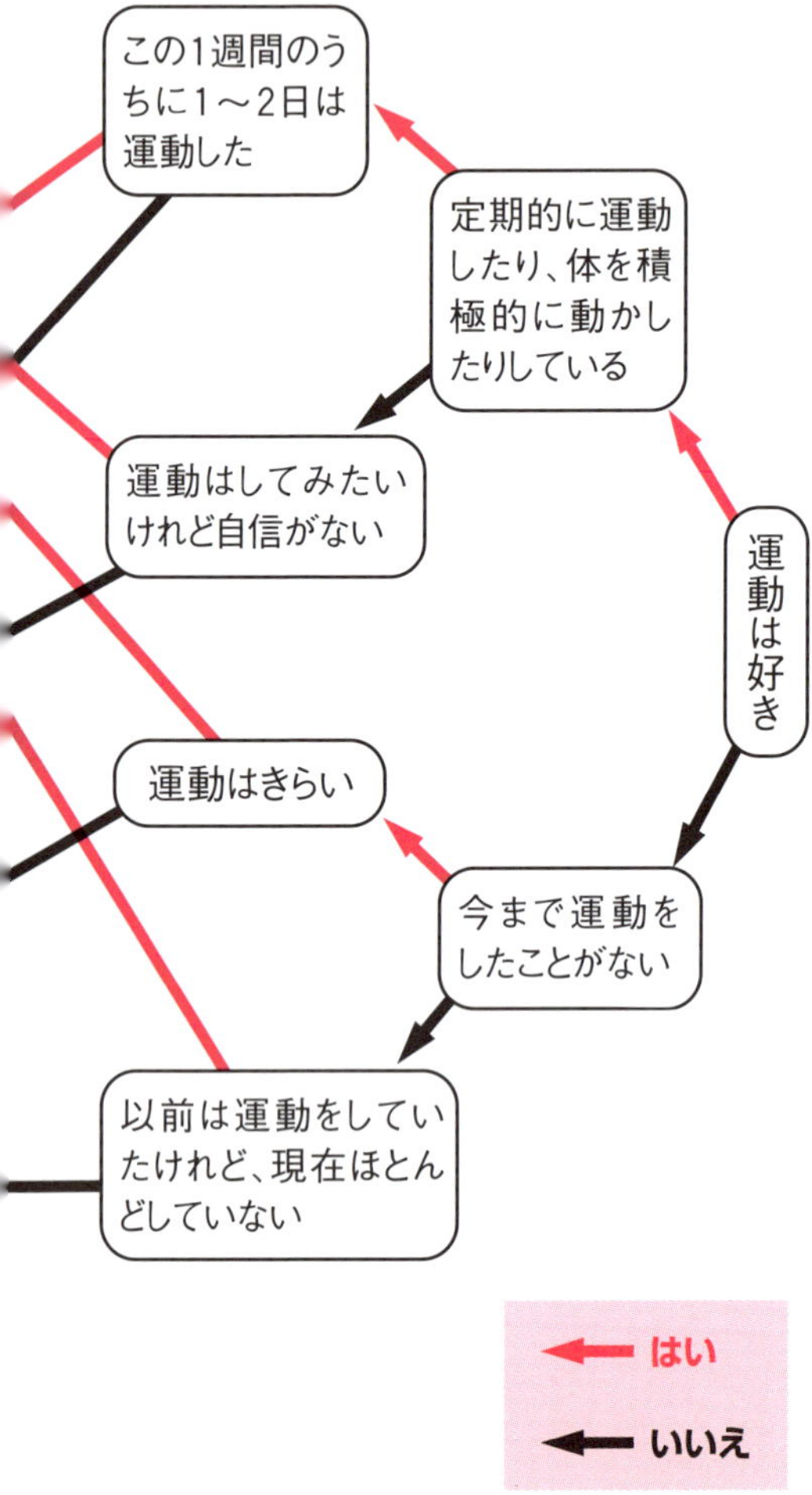
運動は好き
定期的に運動したり、体を積極的に動かしたりしている
今まで運動をしたことがない
この1週間のうちに1～2日は運動した
運動はしてみたいけれど自信がない
運動はきらい
以前は運動をしていたけれど、現在ほとんどしていない
はい
いいえ

運動や体を動かす習慣があるとダイエット効果のほか、脳や体の老化にブレーキがかかります。自宅でもできる運動もあります。ちょっとがんばってみませんか？

メタボReボディーレベル1（p66）へ

日頃からしっかり体を動かすよい習慣が身についています。すばらしいですね。これからもぜひ続けていきましょう！

メタボReボディーレベル2（p80）、またはレベル3（p94）へ

運動をすれば肩こりや体のだるさなどがかえって解消されることもあります。簡単な運動からはじめてみませんか？

メタボReボディーレベル1（p66）またはレベル2（p80）へ

忙しかったり、苦手だと運動をするのは大変ですよね。ですが、日頃の疲れやすさは運動不足が原因かもしれません。そんなあなたでもらくにできる簡単な運動があります！

メタボReボディーレベル1（p66）へ

※持病によっては運動よりも安静が重要な場合もあります。病気のある方は主治医にご相談ください

かんたんストレッチ

運動の前に行う体ほぐし

運動前のストレッチには、体を温め、けがや筋肉痛を予防するという目的があります。また、これから行う運動に対して気持ちを前向きにしていく効果もあります。体をほぐしながら気持ちよく動かし、心も体も準備していきましょう。

運動する前だけではなく、起床時に行えば、体を目覚めさせるのにもよい「体ほぐし」になります。仕事や家事の合間に行えばリフレッシュにもなりますので、体調や状況に応じて選んでみましょう。

ポイント＆注意

- **反動はつけない**
- **気持ちよいと感じる程度に動かす**
- **ほぐしている部位を意識する**
- **呼吸は止めない**
- **がんばり過ぎると逆効果**
- **自分のペースを守り、無理をしない**
- **できるものからでよい**
- **動作はできるだけゆっくり行う**

手・足首回し

手も足もほぐすように
ブラブラさせる。手足
同時でなくてもよい

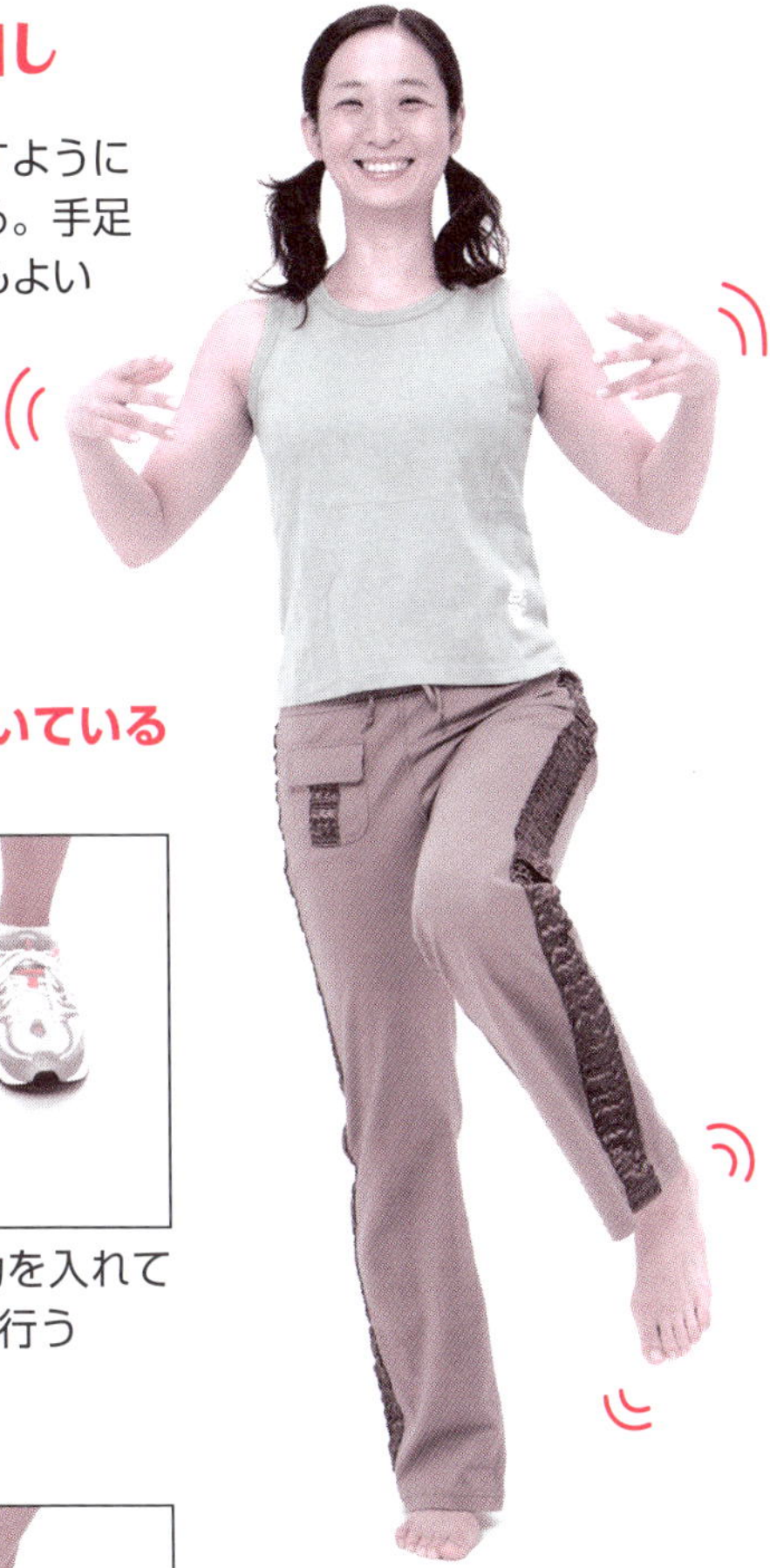

**※シューズをはいている
場合は……**

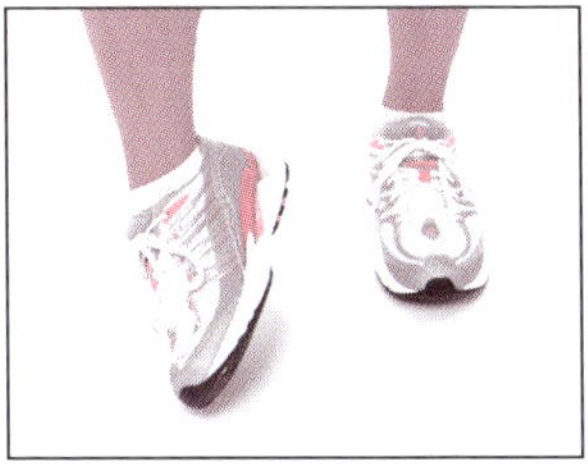

足の外側に少し力を入れて
伸ばす。反対側も行う

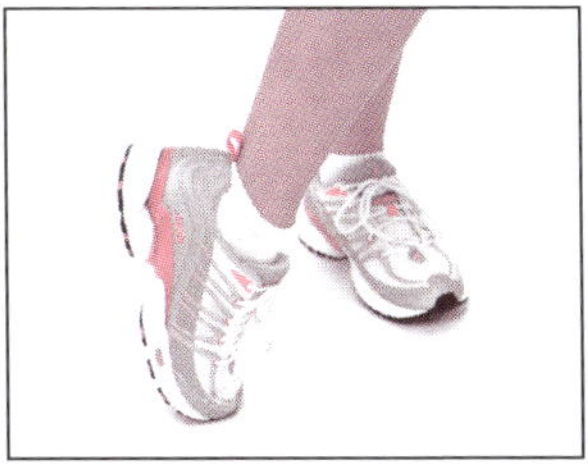

つま先をついて、つま先
を中心に足首を回せる範
囲で回す。反対側も行う

ひじ回し　左右10回×2セット

1

ひじを曲げ、脇につけた状態から、ゆっくりと胸を広げるようにひじを持ち上げる

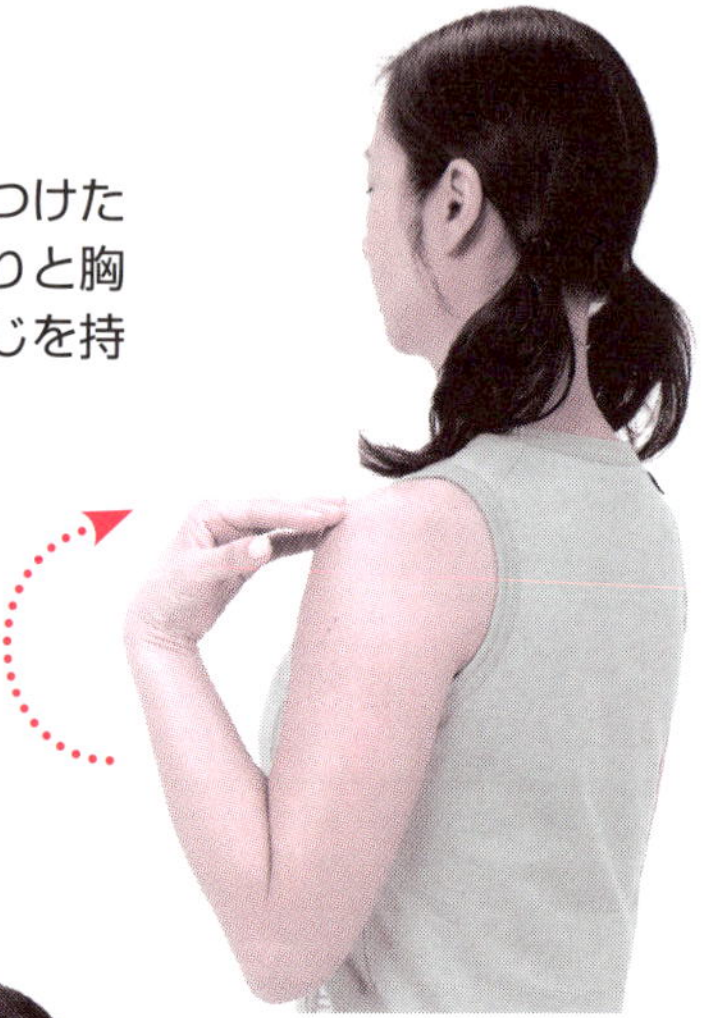

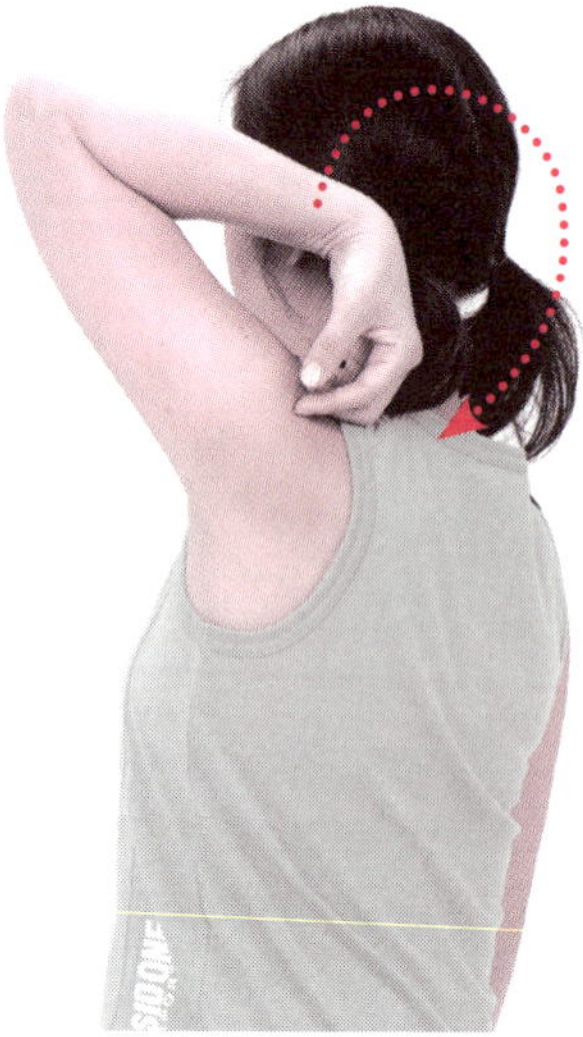

2

腕を後ろに引いて肩甲骨が縮まるように回す。反対側も行う。余裕があれば、後ろから前に回す。肩こりの方にもおすすめ！

※肩周辺に痛みがある場合は中止する

※指が肩から離れてもよい

屈伸　10回×1セット

1

足は閉じるか少し開き、両手はももの上に置く。ひざが曲げられる所まで曲げる。かかとは上がっていてもよい（深く曲げてもOK）。

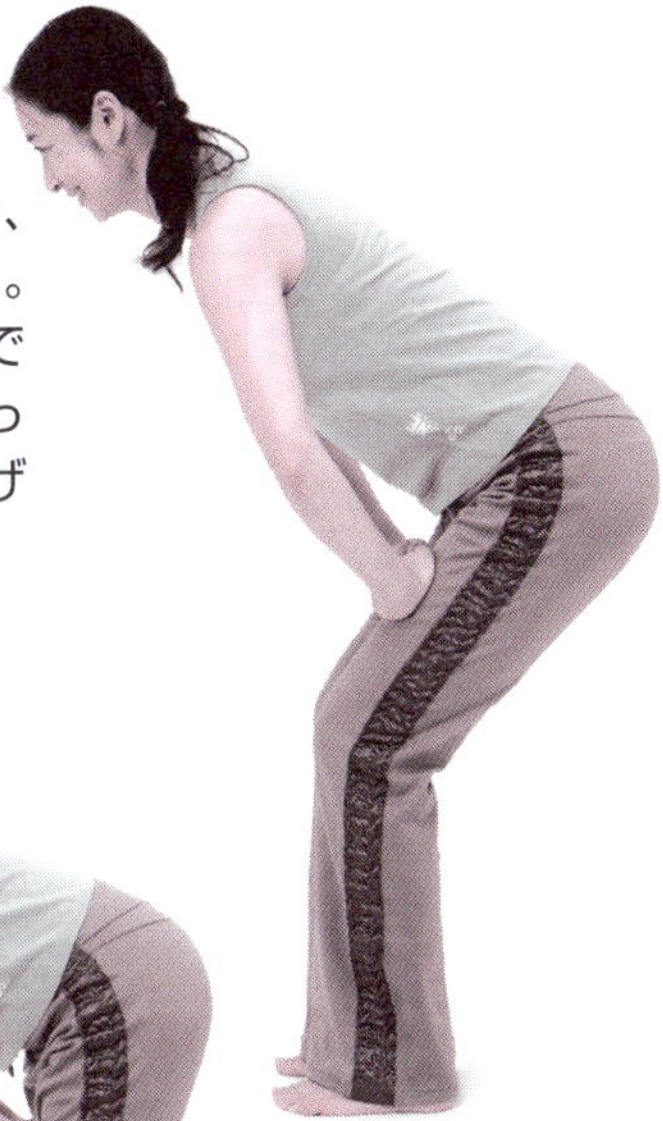

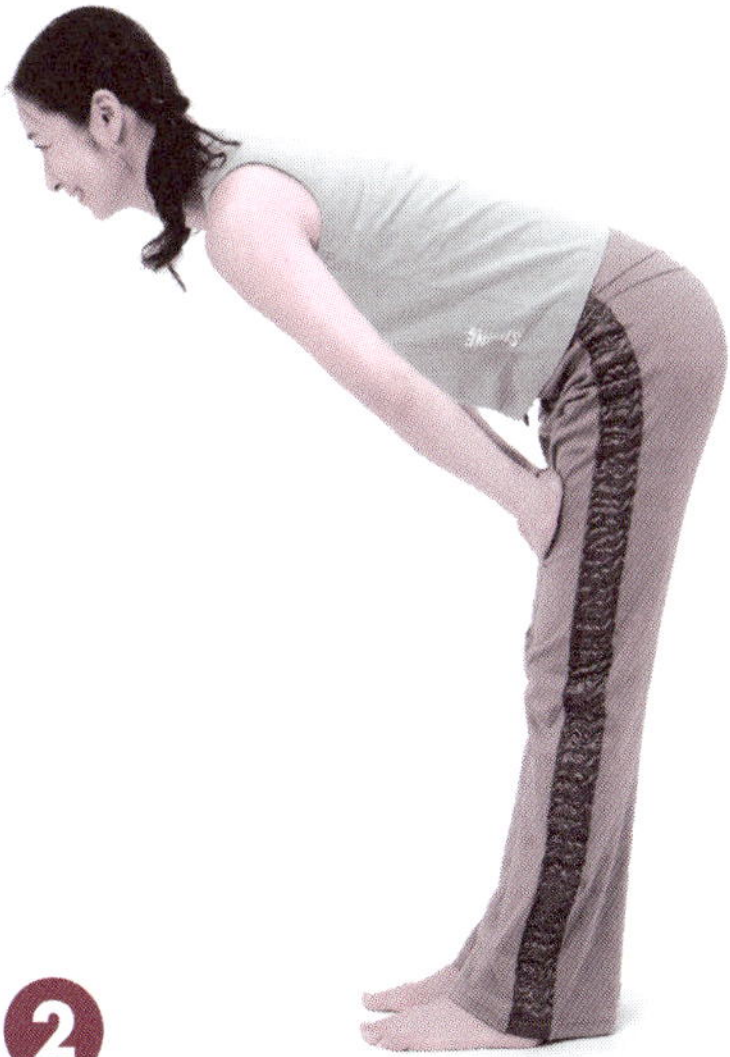

2

ひざを伸ばし、ひざの裏からももの裏が気持ちよく伸びるのを意識する

股関節回し　左右3回×2セット

1

壁などに手を置く

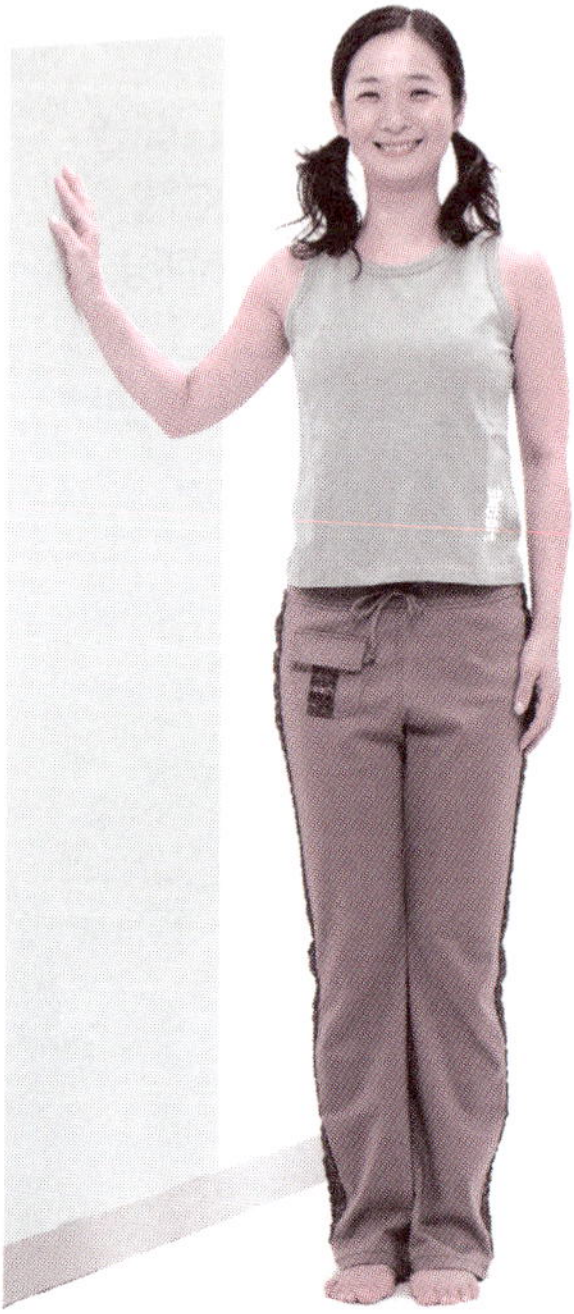

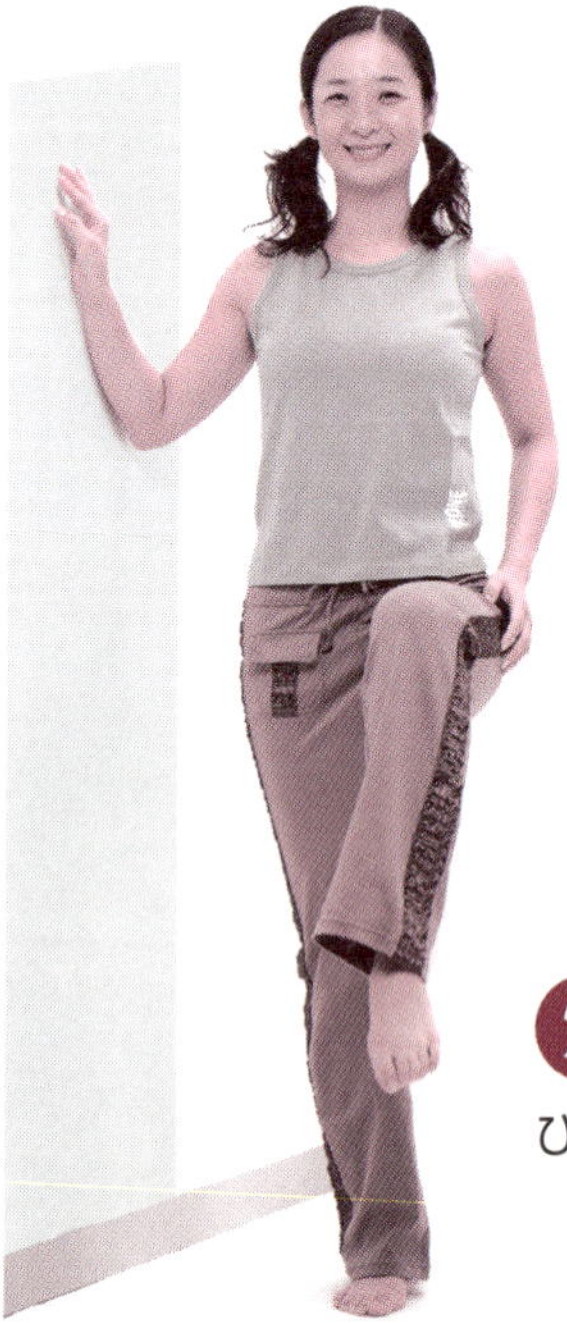

2

ひざを正面に持ち上げる

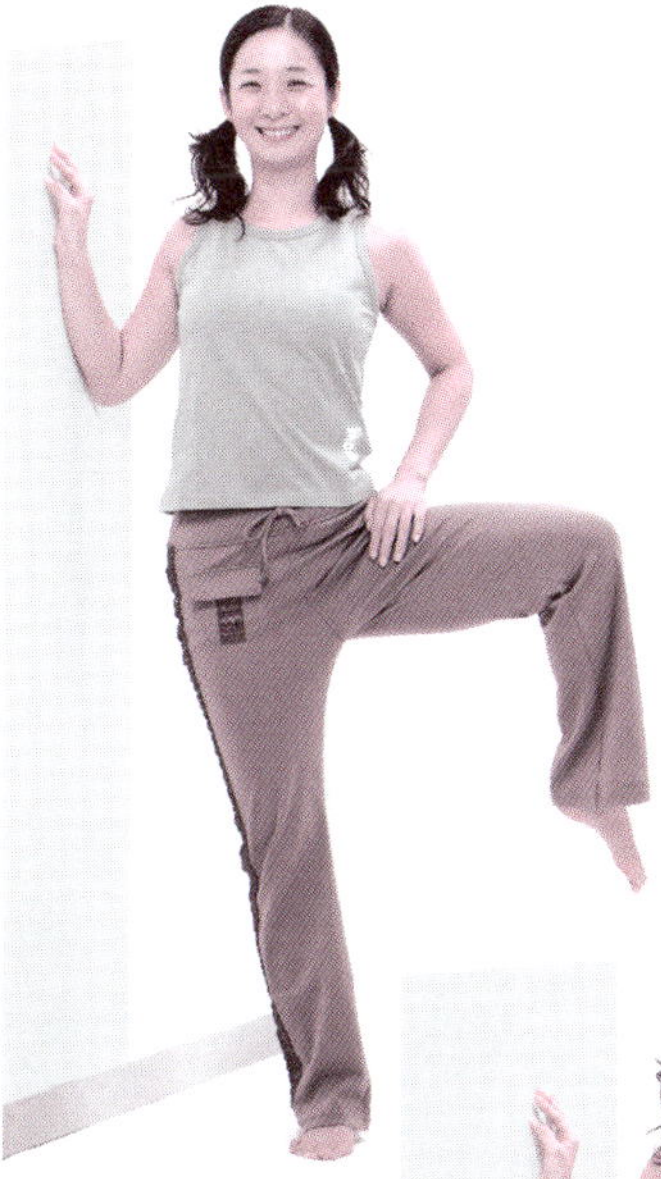

3

足を持ち上げた状態で横に開く。股関節を意識し、腰をそらないこと。足は上がる範囲でよい

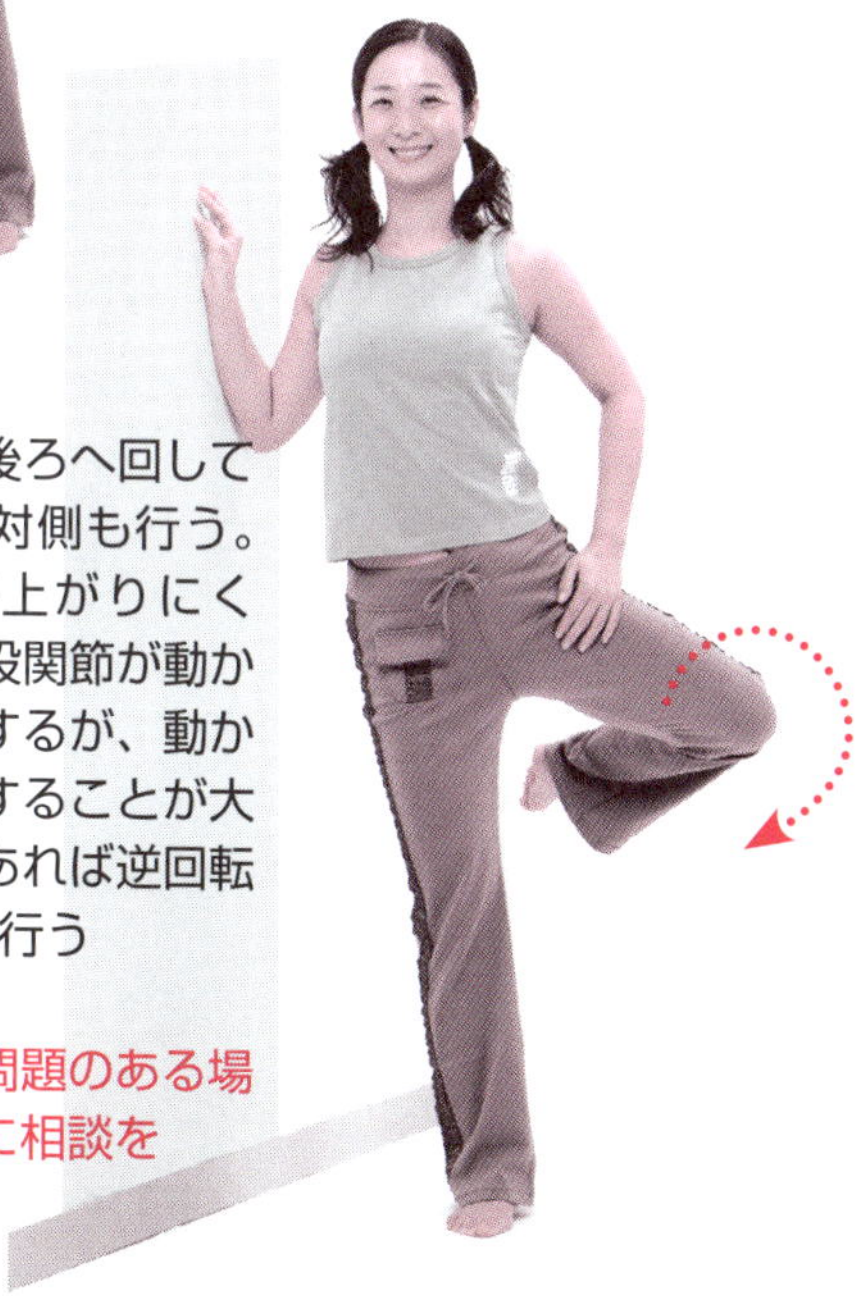

4

ゆっくりと後ろへ回しておろす。反対側も行う。最初は足が上がりにくかったり、股関節が動かなかったりするが、動かそうと意識することが大切。余裕があれば逆回転（後～前）も行う

※股関節に問題のある場合は医師に相談を

運動の前に行う体ほぐし早見表

1

手・足首回し

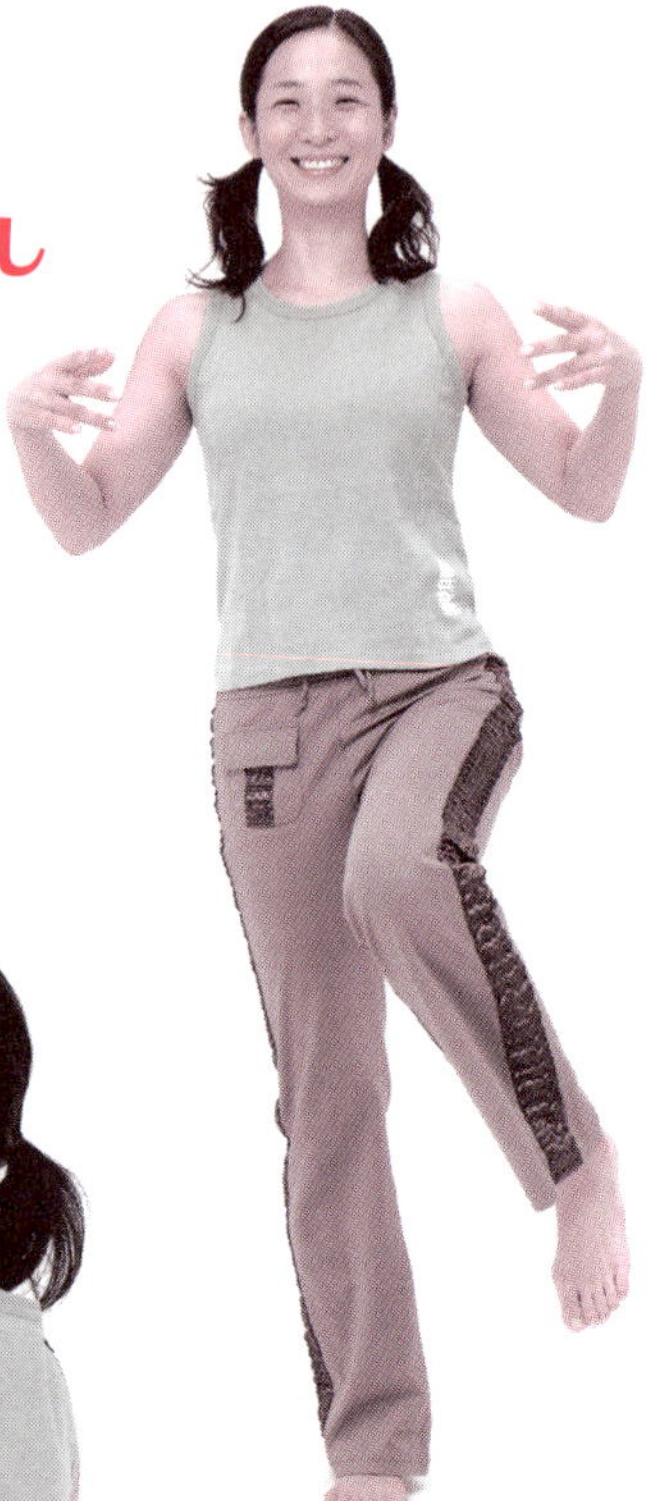

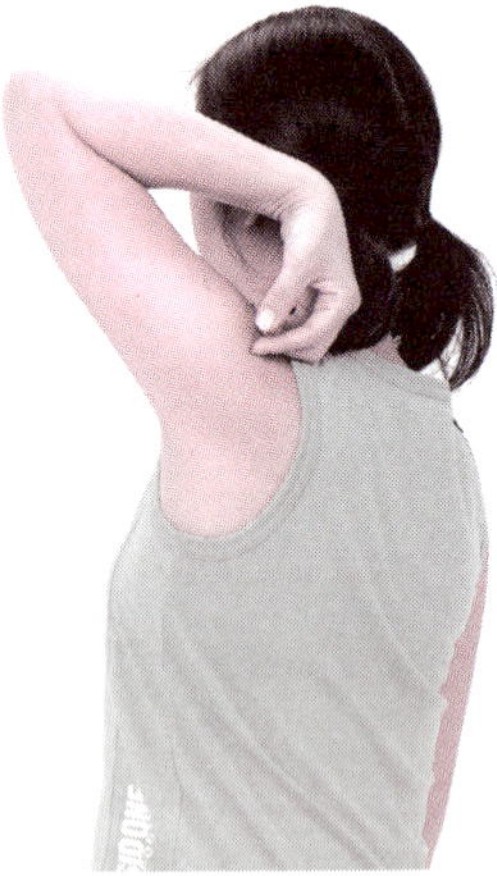

2

ひじ回し

左右10回×2セット

③

屈伸

10回×1セット

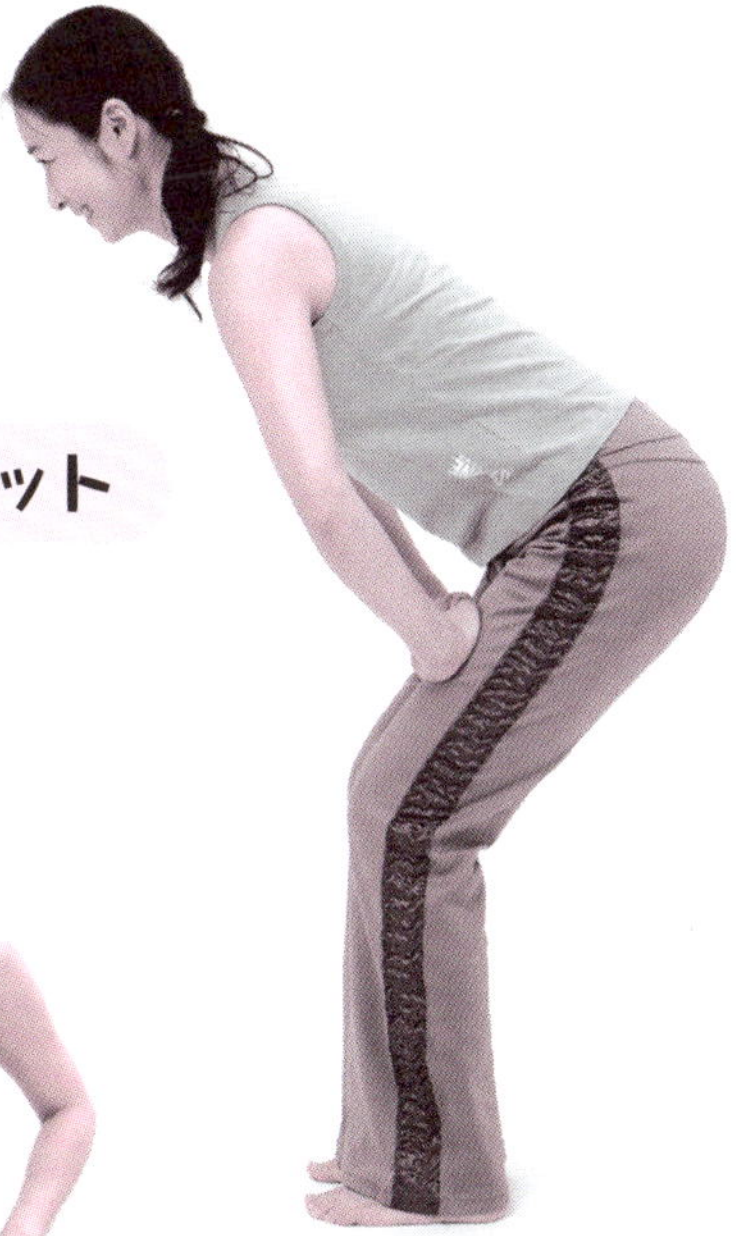

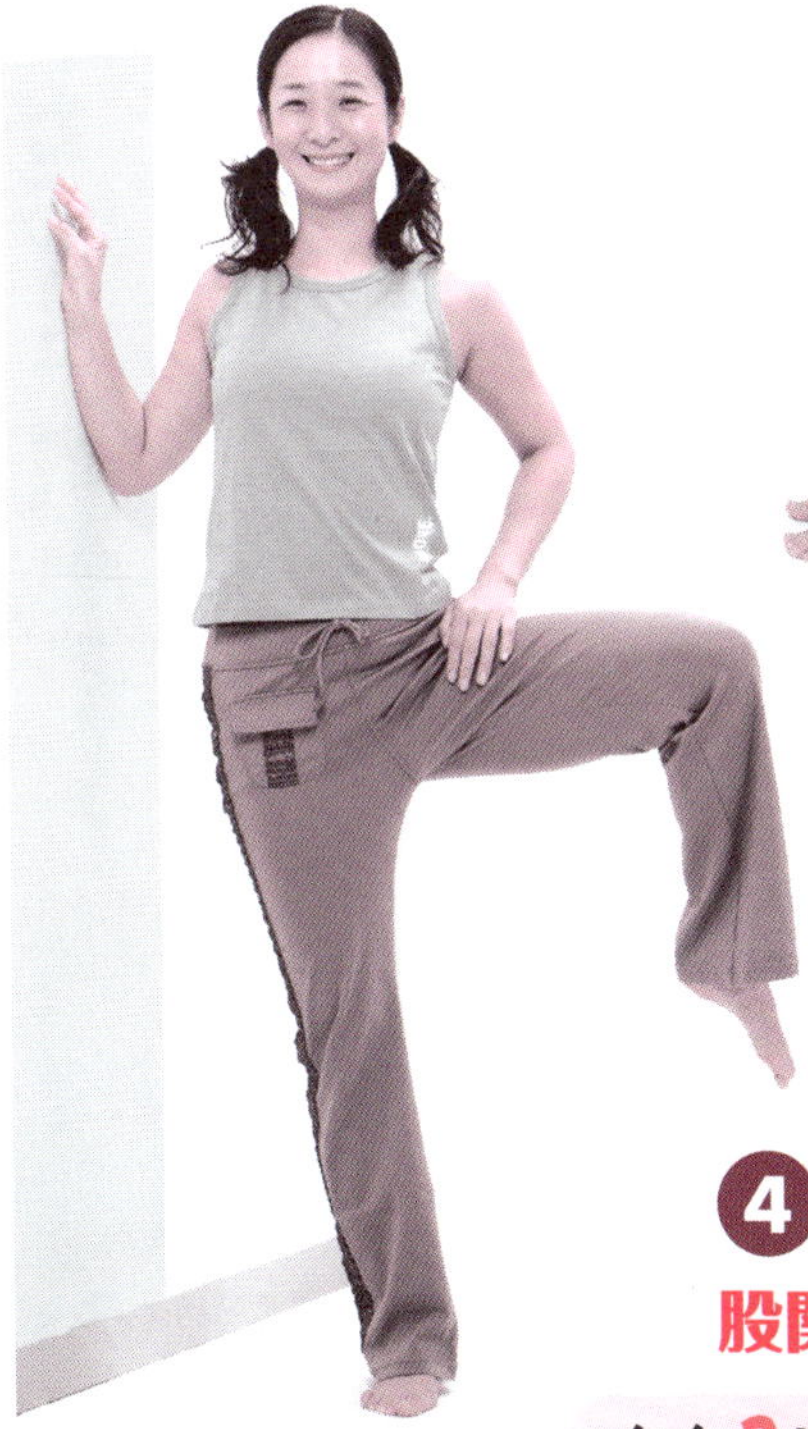

④

股関節回し

左右3回×2セット

まずはウォーキングから！

有酸素

手軽な全身運動

ウォーキングは、消費エネルギーを増やしたり、疲れにくい体を作ります。しかも基礎代謝を上げる、すぐれた全身運動です。脂肪燃焼や下半身の引き締めにも効果があり、メタボリックシンドロームの予防と改善、ダイエット、健康作りに役立ちます。

体力や体調に合わせて時間や距離なども自分で調節できるうえ、ほかの有酸素的運動に比べて腰やひざなどにかかる負担が軽いので、続けやすいのも魅力です。

ウォーキングには普通歩きと速歩（エクササイズウォーキング）があります。運動をこれからはじめようとする場合は普通歩きからスタートし、少し体力がついてきたら、速歩に変えてみましょう。1日30分が理想ですが、最初は10分×3回でもよいでしょう。これを週に5回行うと1カ月で1〜2％の内臓脂肪が減少することが期待されます。おなかをへこませて姿勢よく歩くだけでも、腹筋や背筋がきたえられます。

ウォーキングの効果を高める姿勢

●普通歩き

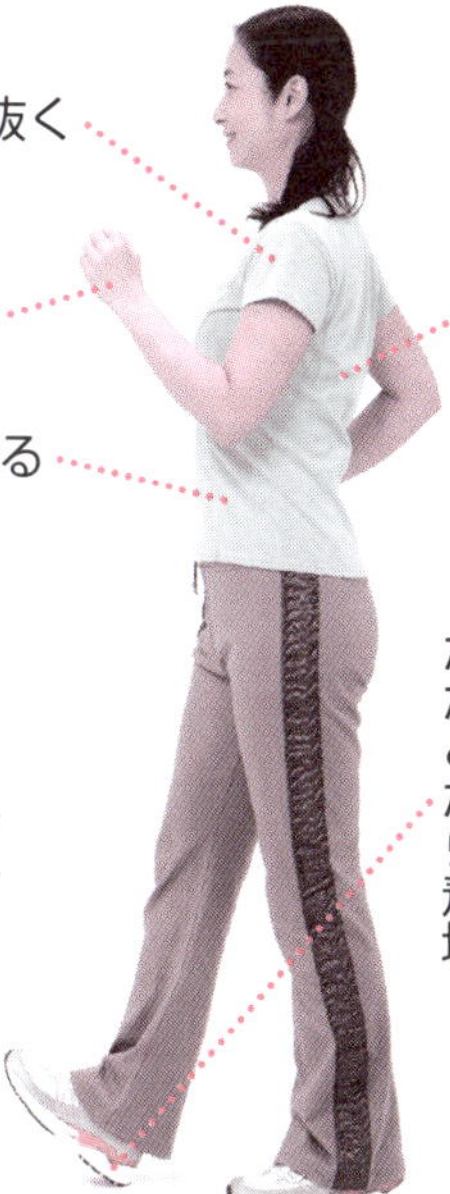

肩の力を抜く

腕は自然に振る

おなかをへこませる

背筋を伸ばす

かかとから着地

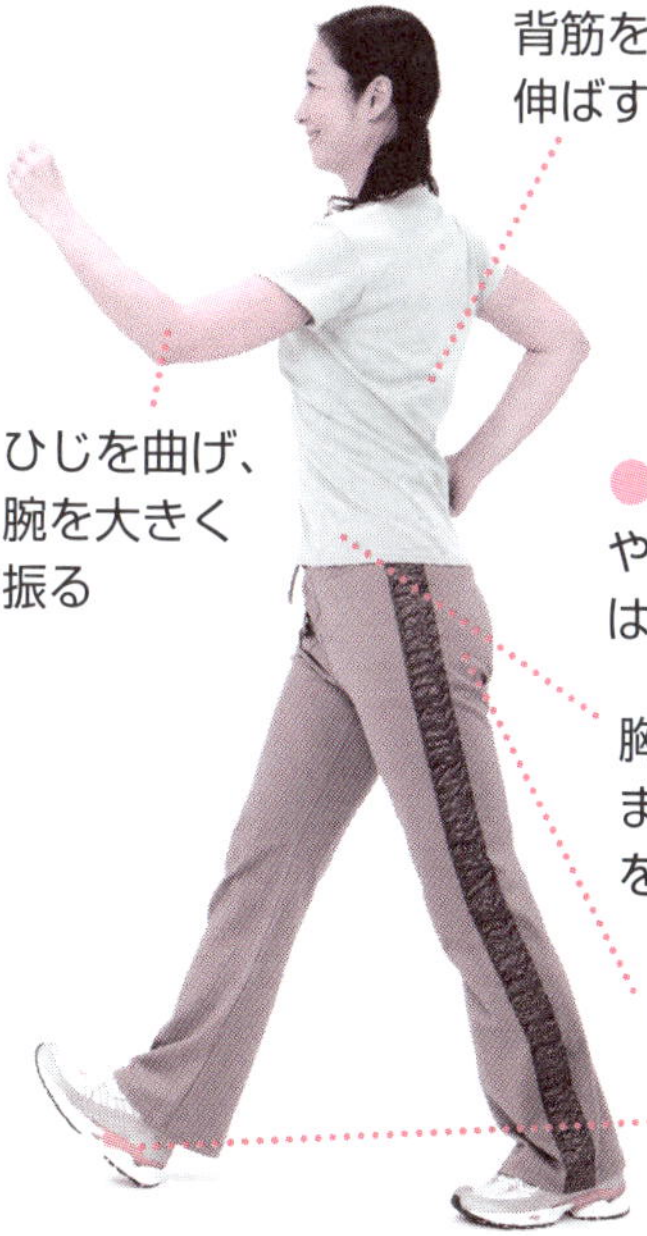

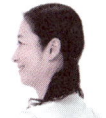

背筋を伸ばす

ひじを曲げ、腕を大きく振る

●速歩

ややきついと感じる、息がはずむぐらいの速さ

胸を張り、おなかをへこませる（きつめのズボンをはくイメージ）

お尻を引き締める

かかとから着地。歩幅は広く（普通歩きより１足分大きく）

楽しくエアロビクス！

有酸素

どこでも楽しく有酸素的運動

エアロビクスダンスは、有酸素的運動のひとつです。室内で行うことができるので天候に左右されず、ウォーキングを行う体力がまだない、という方にもおすすめです。

エアロビクスと聞いただけで気遅れしてしまう方もいらっしゃいますが、66ページからのエアロビクスは、どなたでも楽しんで体を動かしていただけるように構成しています。レベルも3段階に設定していますので、その日の体調や体力レベルにあったものを選択してください。

「メタボReボディー」というフレーズに覚えやすい言葉を添えた文章を口ずさみながら体を動かしていきます。使っている筋肉を意識することで、体は理想のボディーへと変化していきます。また、大きな声を出すことで呼吸を止めることなく運動でき、顔の筋肉のトレーニングにもなります。

動くスペースには、障害物がないようにしましょう。また、滑りやすい場所では、じゅうたんやヨガマットなど滑り止めになるような物を敷いたり、滑り止めのついている靴下などを履くとよいでしょう。

動きやすい動作からはじめ、慣れてきたら、時間や回数を増やしていきましょう。目標は、各レベルのエクササイズの一連の動作が連続して5分～10分できること。また、1日2回～3回行うことが理想です。

運動前・運動中に注意すること

運動を行う際は、次のようなことに注意してください。

・体に痛みや違和感があるときは中止する
・体ほぐしやストレッチを行う
・足元などに障害物のない場所を選ぶ
・適度な水分補給を行う（136ページ参照）
・普段、意識して使用していない部位を動かすことが目的。力まかせに動かさない
・呼吸を止めない
・体を動かしていてきしむような音や痛みを伴うようであれば運動を中止し、医師に相談する
・空調のきいた室内で行う（冷やし過ぎには注意）

※入院中、病気療養中の方は、主治医にご

相談ください。

いすの正しい座り方

66ページから、いすを利用したエアロビクスを紹介しています。いすのほか、ベッドやソファに腰掛けてでも構いません。その場合は、いすと同様に正しい姿勢で行いましょう。

運動をするときだけでなく、自宅や職場でいすに座るときにも、この姿勢を思い出してください。日常生活のなかでも姿勢を意識して座るだけで腹筋や背筋がきたえられます。

背中が丸まっているな、と気づいたら「姿勢を正して！」と自分に喝《かつ》を入れましょう。心も体も引き締まります。

運動に適したいすの選び方

いすは、座面が広く安定性があり、背もたれがあるものを選びましょう。運動をするには、ひじかけがないもののほうが適しています。また、いすの下に、滑り止め（ヨガマットなど）を敷くのもよいでしょう。パイプいすなどを使用する場合は、テープなどで床と足の部分を止めておくと安全性が高まります。

よい座り方

座面の前半分に座る。ひざが90°に曲がり、足の裏がしっかりと床についている状態。背筋を伸ばし、おなかをへこませる。頭が天井へ引き上げられるイメージで

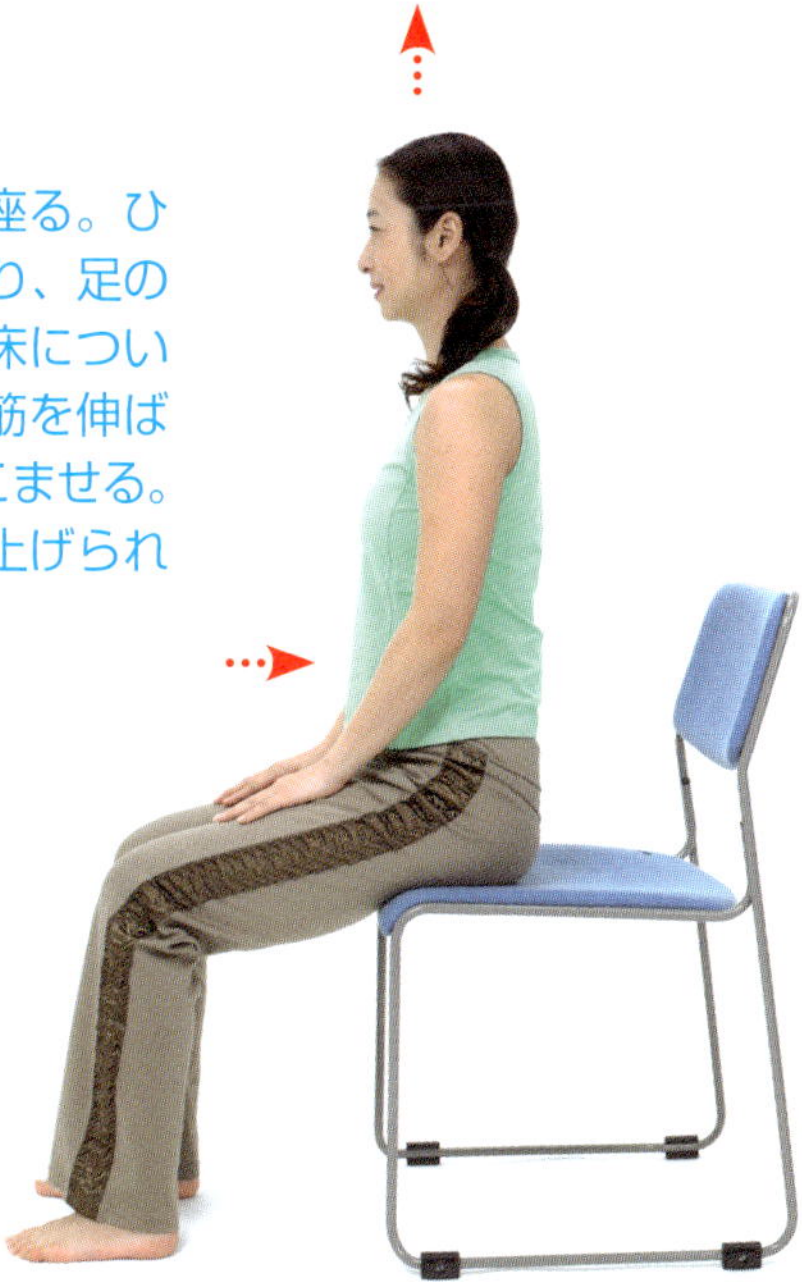

悪い座り方

背中を丸めない。背もたれによりかからない

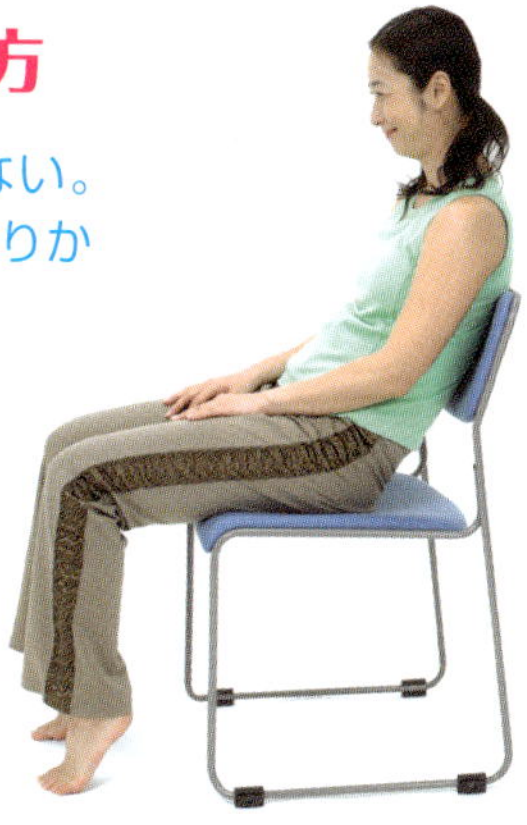

エアロビクス1 メタボRe《り》ボディー【レベル1】

有酸素

対象：運動経験のない方

いつでもどこでもできる、いすを利用した有酸素的運動なので、ほとんど運動経験のない方でも安心です。

とても簡単な動作ですが、はじめからすべての動きを行うのではなく、ひとつずつでもよいでしょう。

ベッドの上やソファを利用することもできます。いすは、しっかり固定させてから行いましょう（64ページ参照）。

運動の流れ

メ：メタボにさよなら

タ：代謝を上げよう

ボ：ぽっこりおなかを

Re（リ）：リセットできたら

ボ：ボディーがすっきり

ディー：できたらばんざい！

その場足踏み（1分以上）※＆深呼吸

※急に動きを止めない

メタボにさよなら

♪ 1・2・3・4・5・6・7・8 ♪

- 足は腰幅に開いて安定させておく
- おなかは常にへこませるように意識する
- 手をグー・パーとしながら、大きな円を描くように腕を回す
- 8カウント×2回（8カウントで腕を1周回す）
- 呼吸を止めない

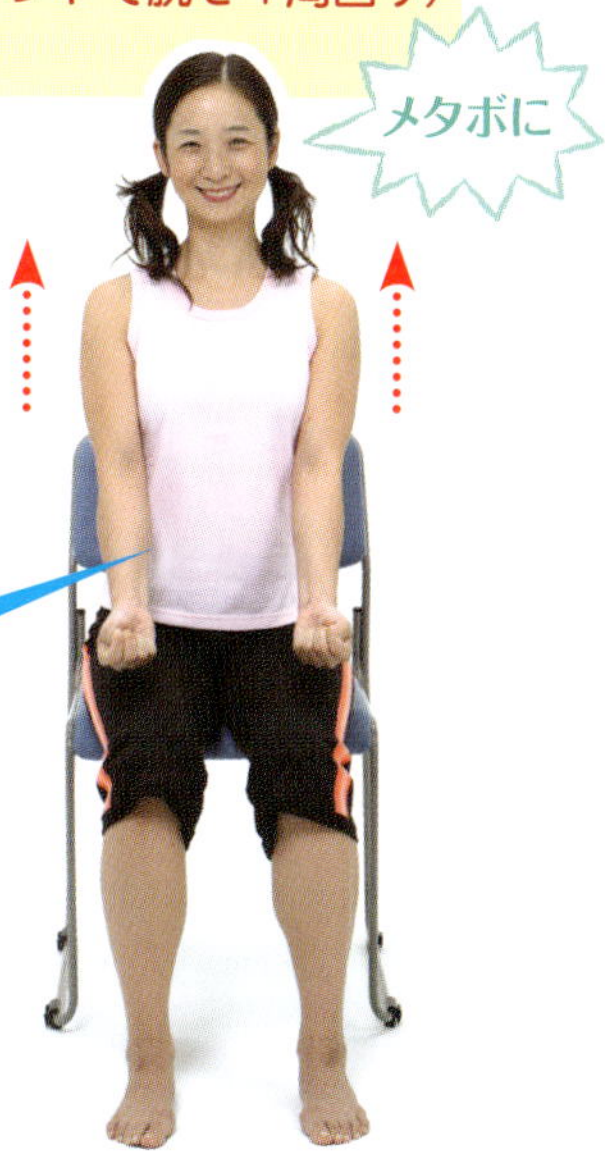

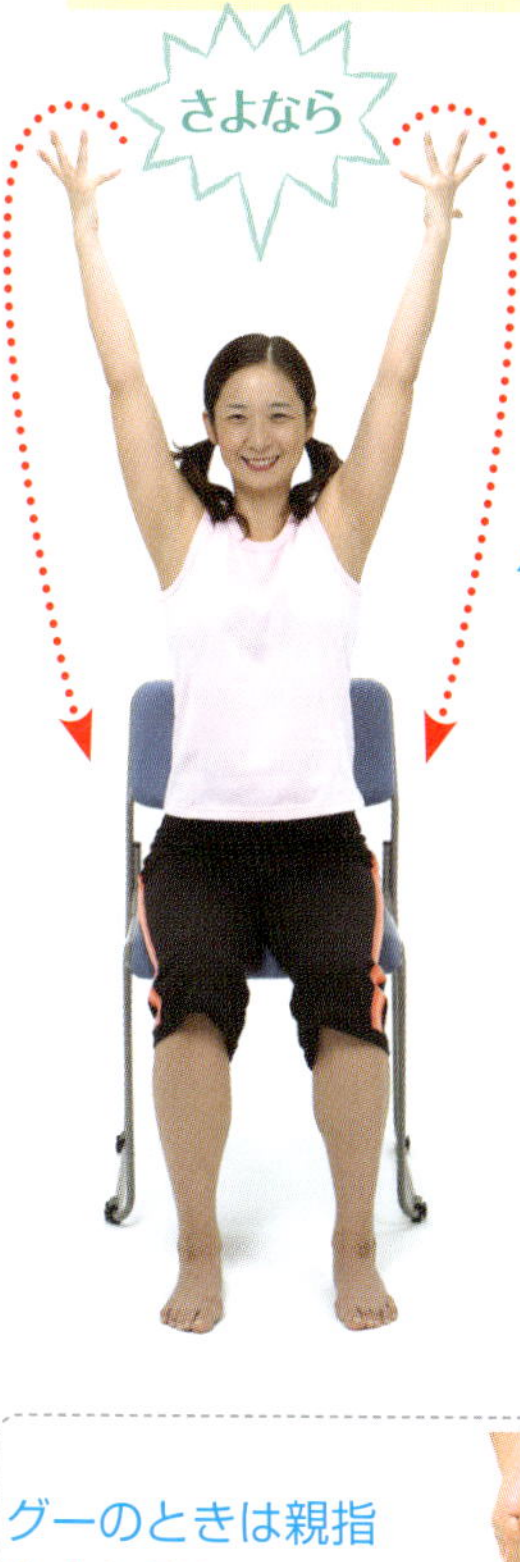

腕を体の前に伸ばす。手で「グー・パー」をしながら、大きな円を描くようにゆっくりと腕を回す

グーのときは親指を中に入れる

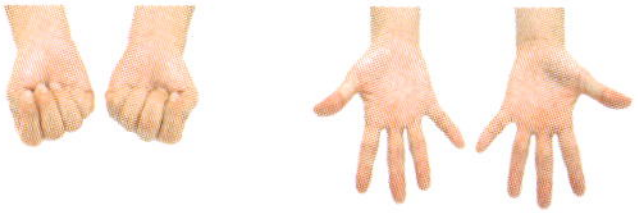

グー　パー

たいしゃをあげよう

♪ 1・2・3・4・5・6・7・8 ♪

- 足は腰幅に開いて安定させておく
- おなかは常にへこませるように意識する
- 脇を開いたり、閉じたりする
- 8カウント×2回
- 呼吸を止めない

1

脇をしっかり閉じる

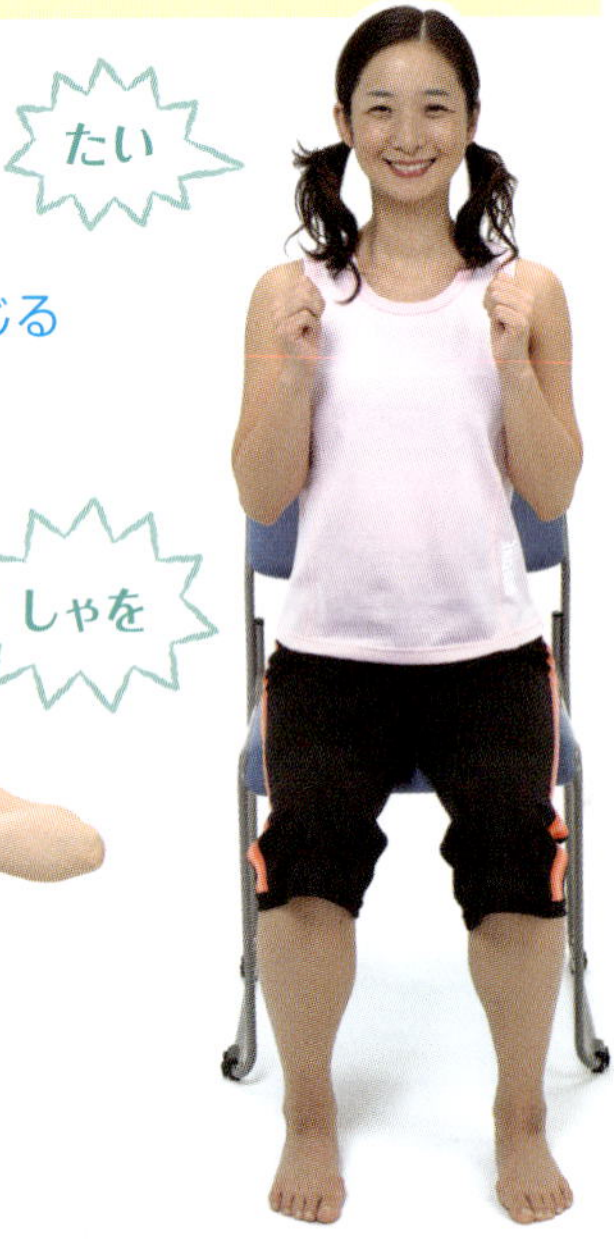

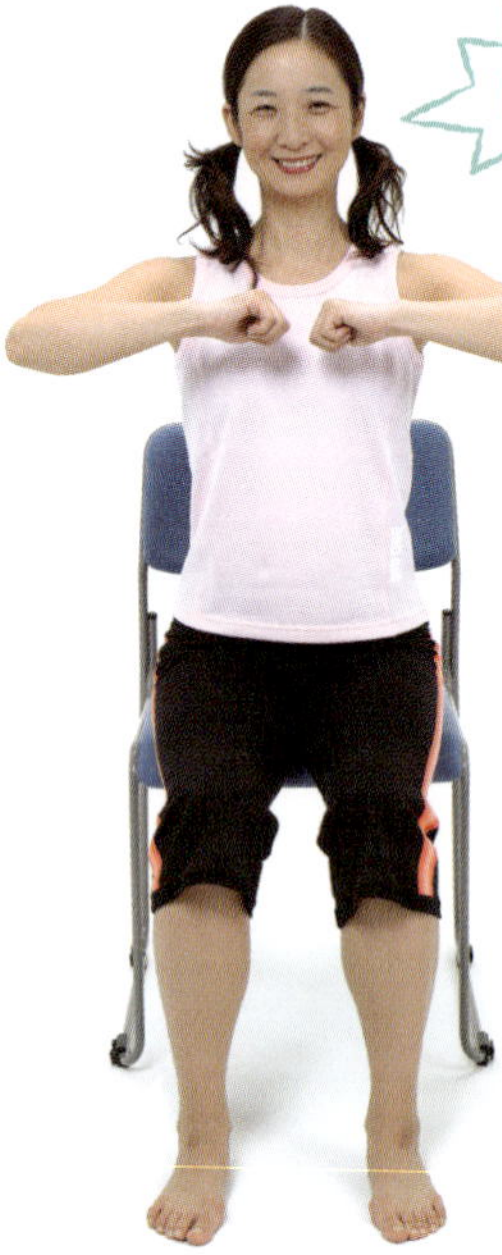

2

肩の高さまでひじを上げる

※肩痛がある場合は、ひじが
上がる高さまででよい

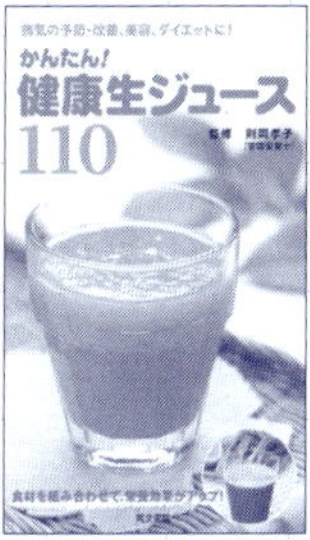

かんたん！
健康生ジュース110
定価1,050円（本体1,000円＋税）

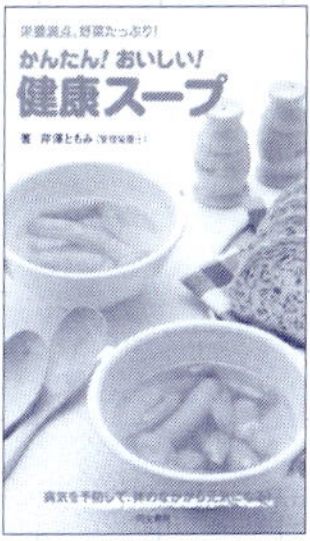

かんたん！ おいしい！
健康スープ
定価1,050円（本体1,000円＋税）

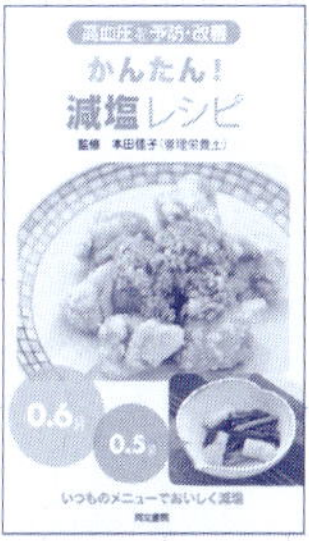

かんたん！
減塩レシピ
定価1,050円（本体1,000円＋税）

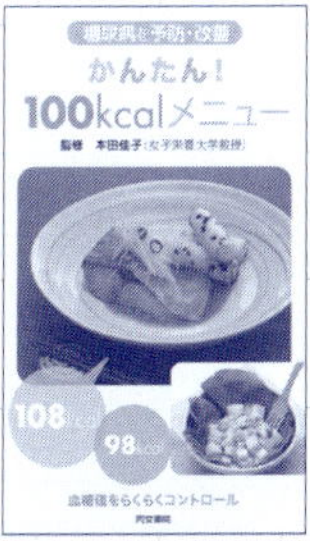

かんたん！
100kcalメニュー
定価1,050円（本体1,000円＋税）

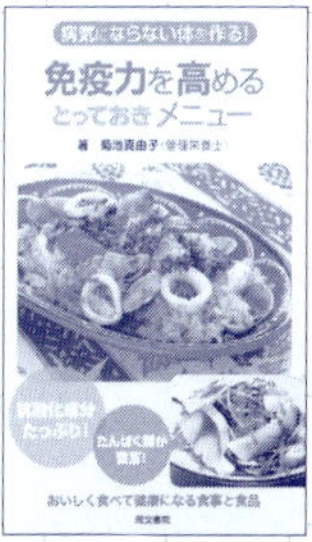

免疫力を高める
とっておきメニュー
定価1,050円（本体1,000円＋税）

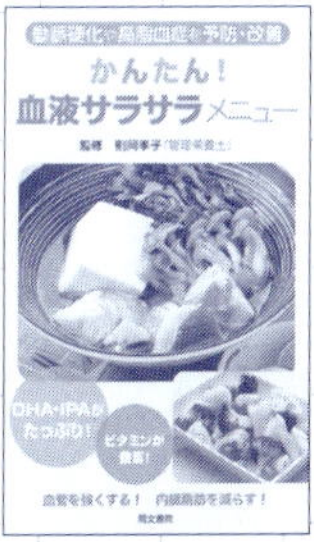

かんたん！
血液サラサラメニュー
定価1,050円（本体1,000円＋税）

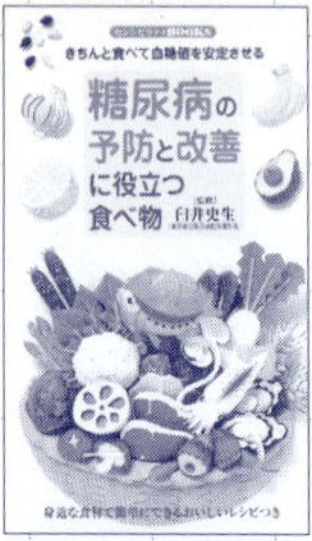

糖尿病の予防と改善に役立つ食べ物

定価1,050円（本体1,000円＋税）

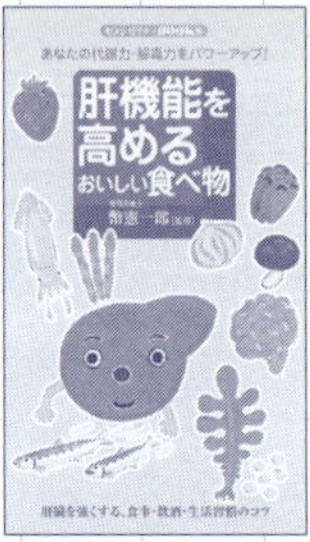

肝機能を高めるおいしい食べ物

定価1,050円（本体1,000円＋税）

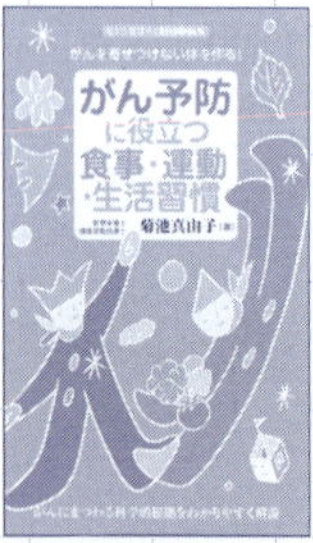

がん予防に役立つ食事・運動・生活習慣

定価1,050円（本体1,000円＋税）

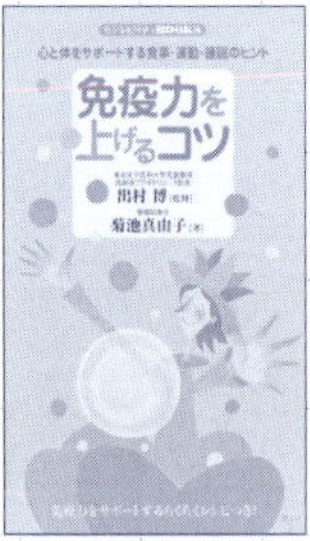

免疫力を上げるコツ

定価1,050円（本体1,000円＋税）

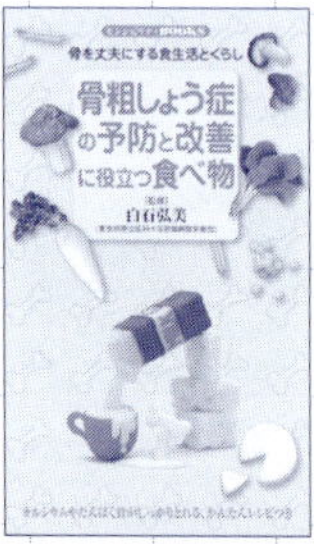

骨粗しょう症の予防と改善に役立つ食べ物

定価1,050円（本体1,000円＋税）

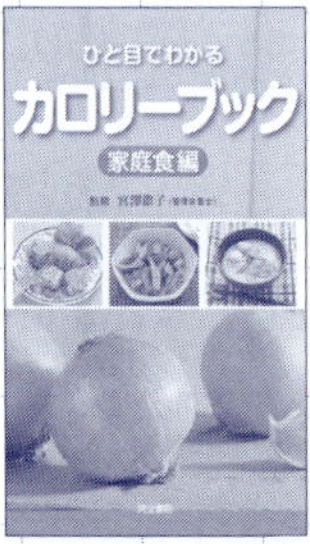

ひと目でわかるカロリーブック　家庭食編

定価1,050円（本体1,000円＋税）

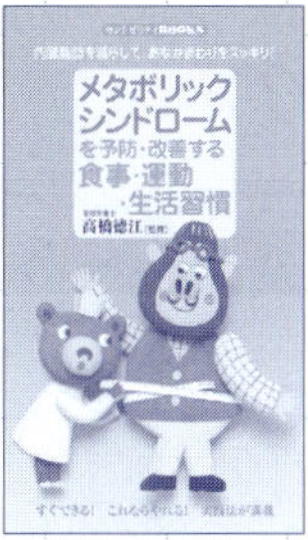

メタボリックシンドロームを予防・改善する食事・運動・生活習慣
定価1,050円（本体1,000円＋税）

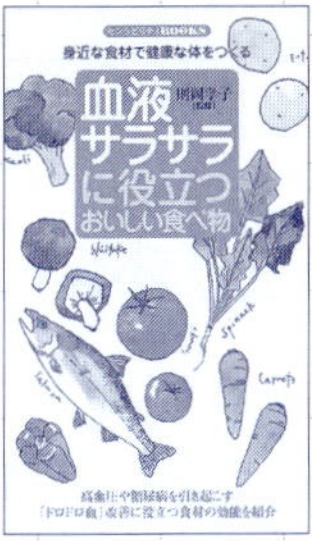

血液サラサラに役立つおいしい食べ物
定価1,050円（本体1,000円＋税）

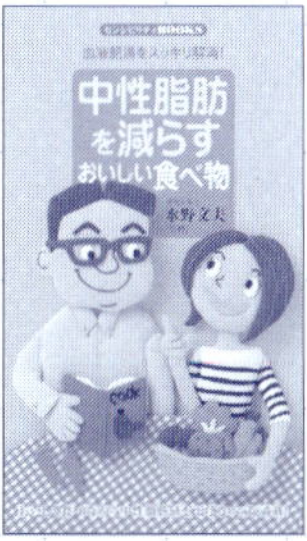

中性脂肪を減らすおいしい食べ物
定価1,050円（本体1,000円＋税）

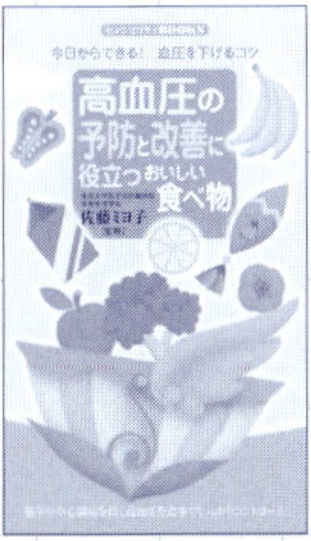

高血圧の予防と改善に役立つおいしい食べ物
定価1,050円（本体1,000円＋税）

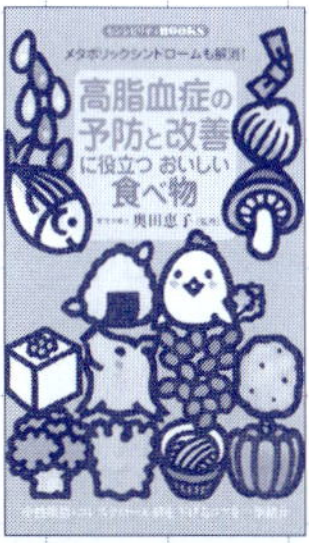

高脂血症の予防と改善に役立つおいしい食べ物
定価1,050円（本体1,000円＋税）

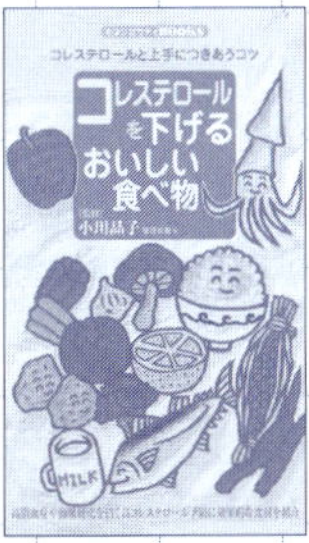

コレステロールを下げるおいしい食べ物
定価1,050円（本体1,000円＋税）

好評！同文書院の
健康・生活読本

サプリメント・健康食品の
「効き目」と「安全性」

定価1,050円（本体1,000円＋税）

あなたの
健康を
サポート！

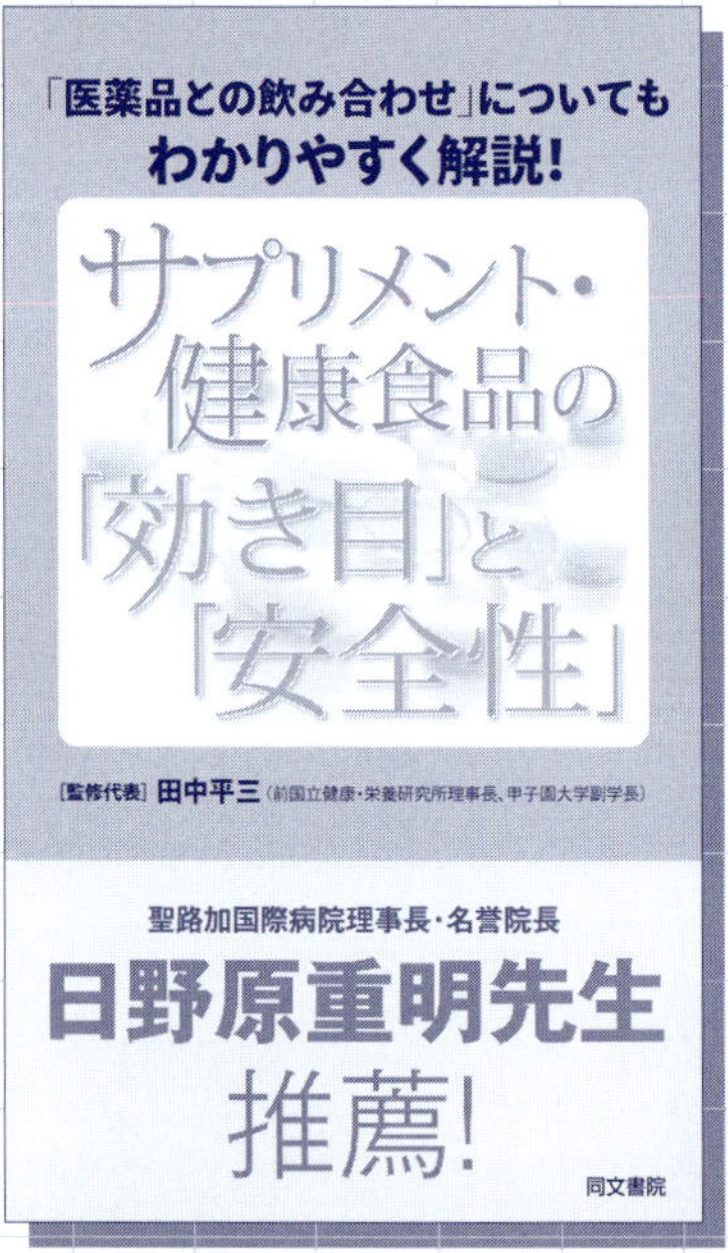

「医薬品との飲み合わせ」についても
わかりやすく解説！
サプリメント・
健康食品の
「効き目」と
「安全性」
［監修代表］田中平三（前国立健康・栄養研究所理事長、甲子園大学副学長）
聖路加国際病院理事長・名誉院長
日野原重明先生
推薦！
同文書院

［お問い合わせ］

株式会社　同文書院（営業企画部）

〒112-0002　東京都文京区小石川5-24-3
TEL:03-3812-7903　FAX:03-3812-7792
http://www.dobun.co.jp/

あげ

3

肩や肩甲骨をほぐすようにする。手首は自然に

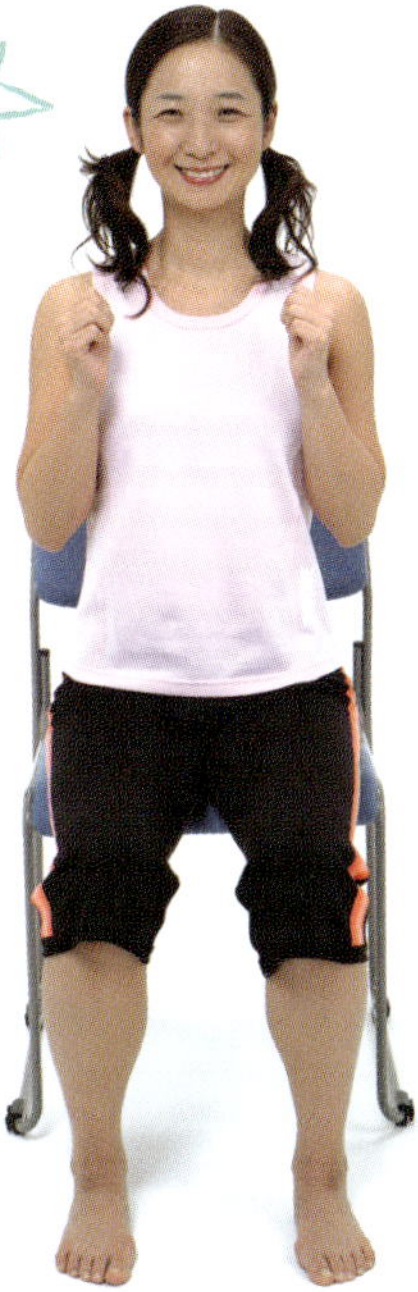

よう

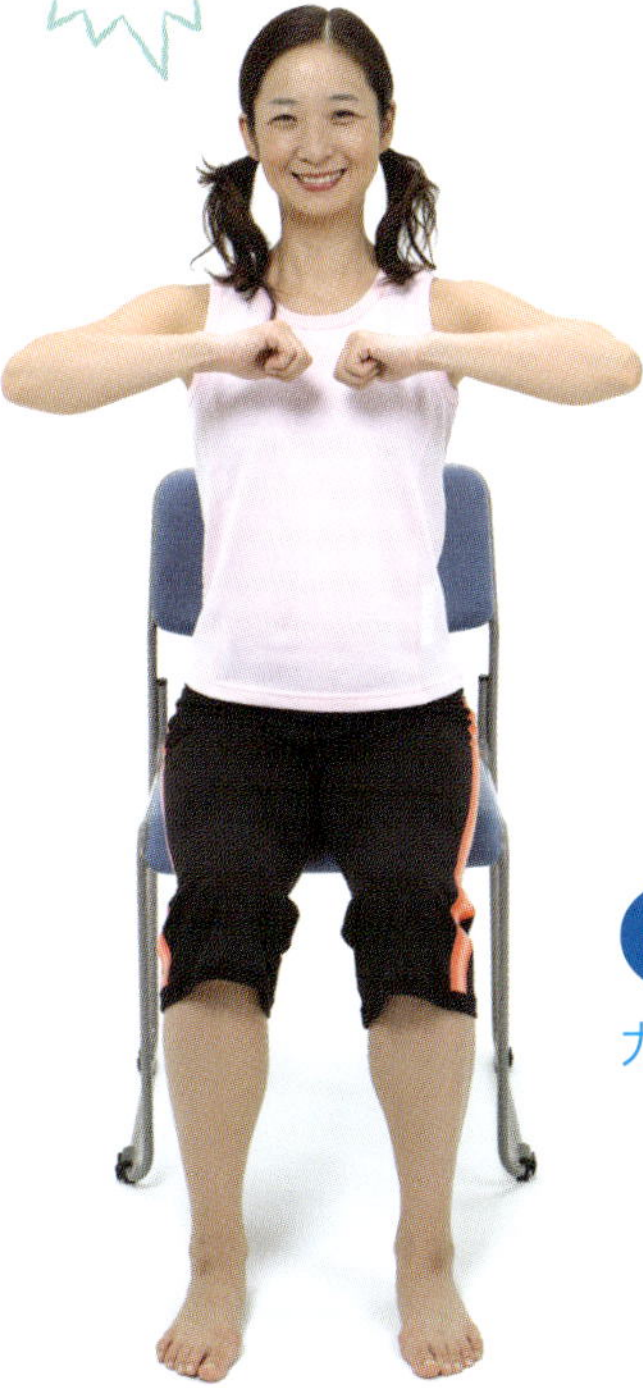

4

力を入れ過ぎない

ぽっこりおなかを

♪ 1・2・3・4・5・6・7・8 ♪

- 足を腰幅に開き、座面の前半分に座る。両手でいすの端をしっかりと持ち、上半身を安定させる
- おなかは常にへこませるように意識する
- 背筋を伸ばし、ひざを胸に近づけるようにももを引き上げる
- 8カウント×2回
- 呼吸を止めない

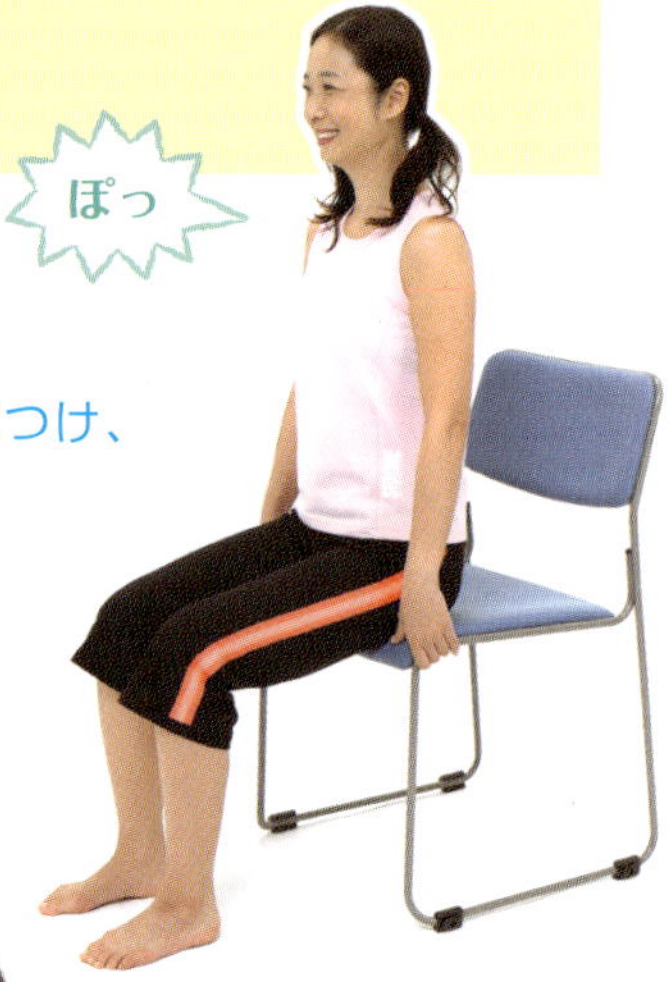

1

足の裏を床につけ、
腰幅に開く

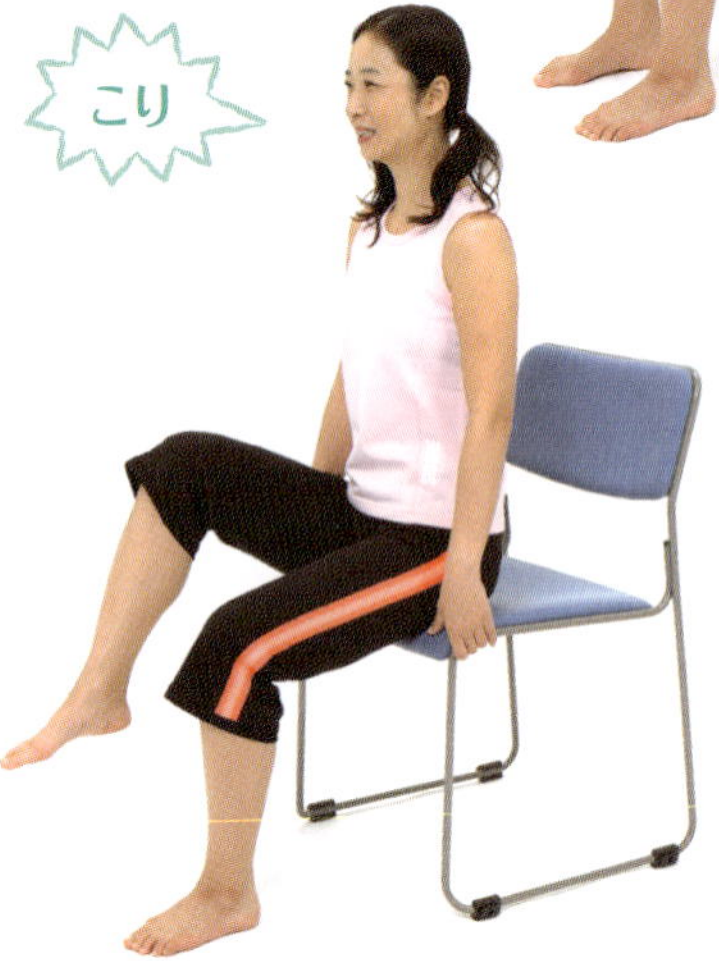

2

おなか、ももの前側に力を入れて片足を持ち上げる。背中を丸めず、ひざからかかとまで、まっすぐに保つ

おな

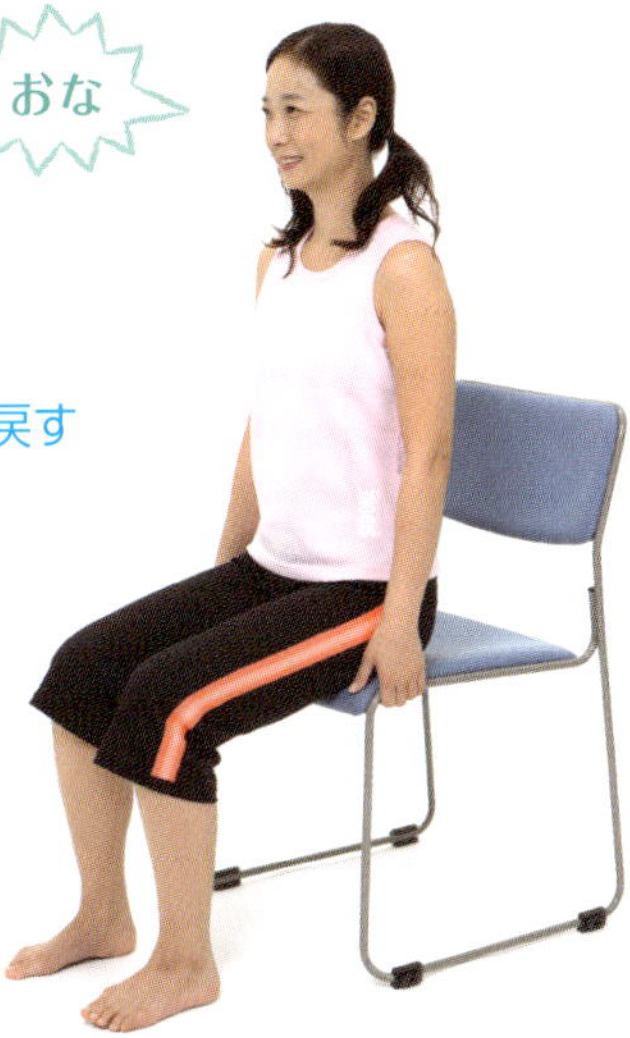

3

足を戻す

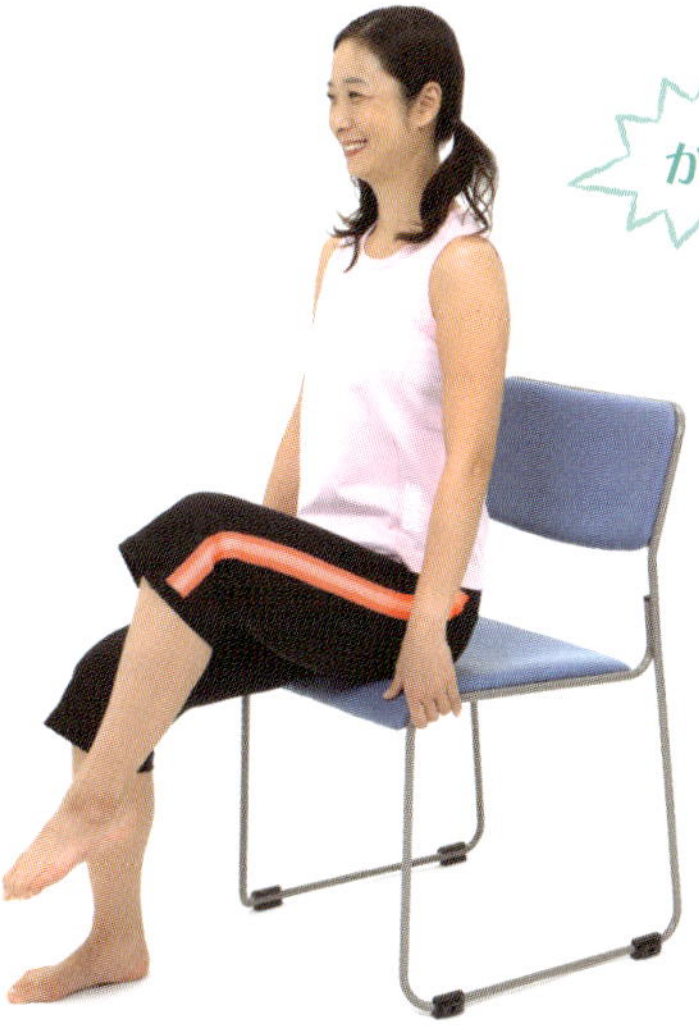

かを

4

反対の足を持ち上げる。足が上がるところまででよい。リズムよく交互に行う

リセットできたら

♪ 1・2・3・4・5・6・7・8 ♪

・足を腰幅に開き、座面の前半分に座る。両手でいすの端をしっかりと持ち、上半身を安定させる
・おなかは常にへこませるように意識する
・左右交互にかかとを前に出し、床にタッチ
・8カウント×2回
・呼吸を止めない

リセ

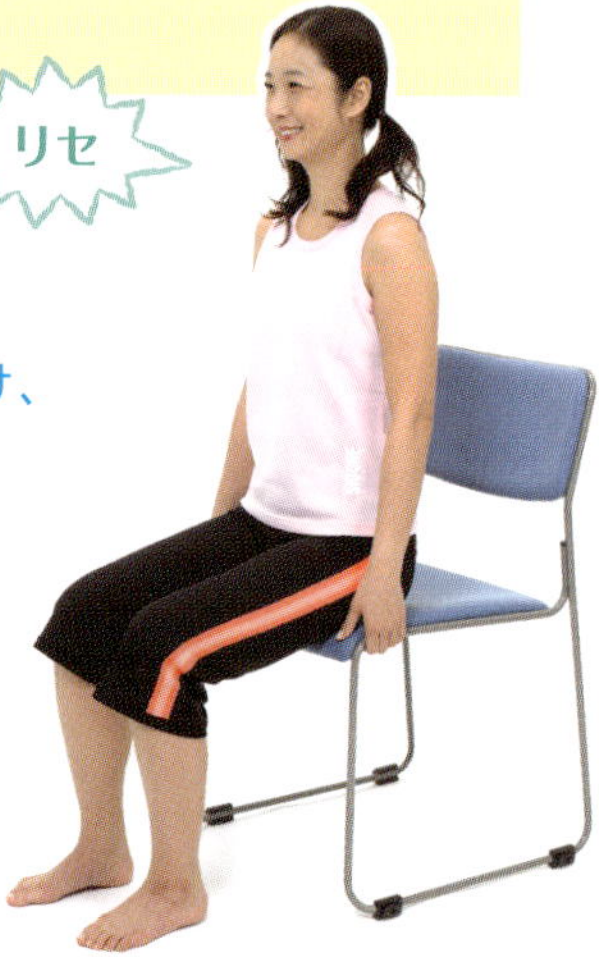

1

足の裏を床につけ、
腰幅に開く

ット

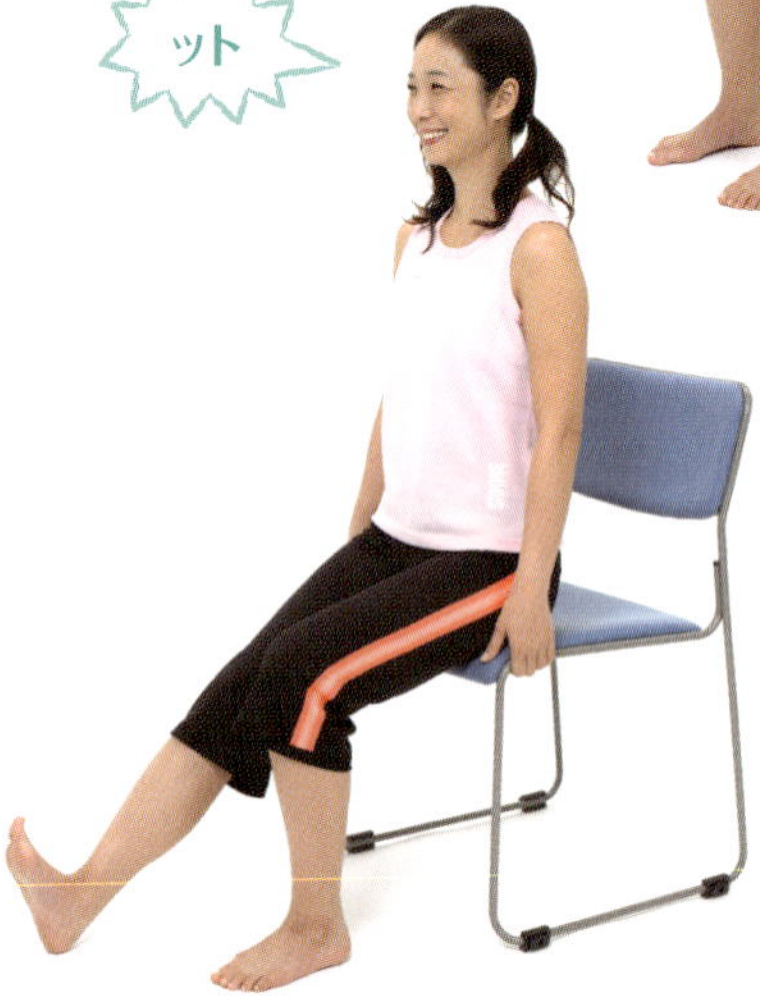

2

つま先を天井に向けて、床にかかとをタッチ。ふくらはぎを伸ばすようにする

でき

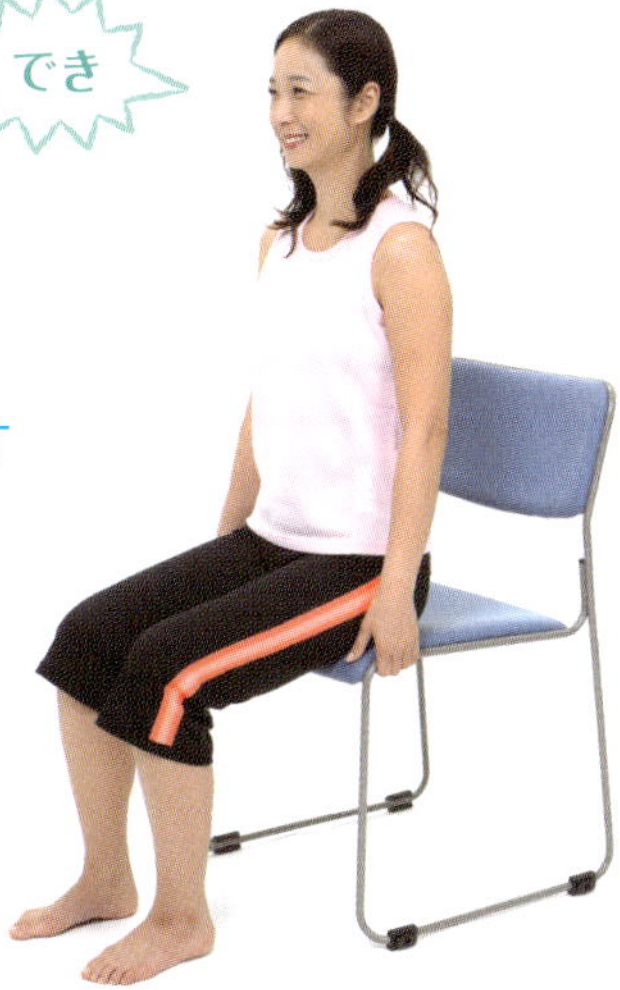

3

足を戻す

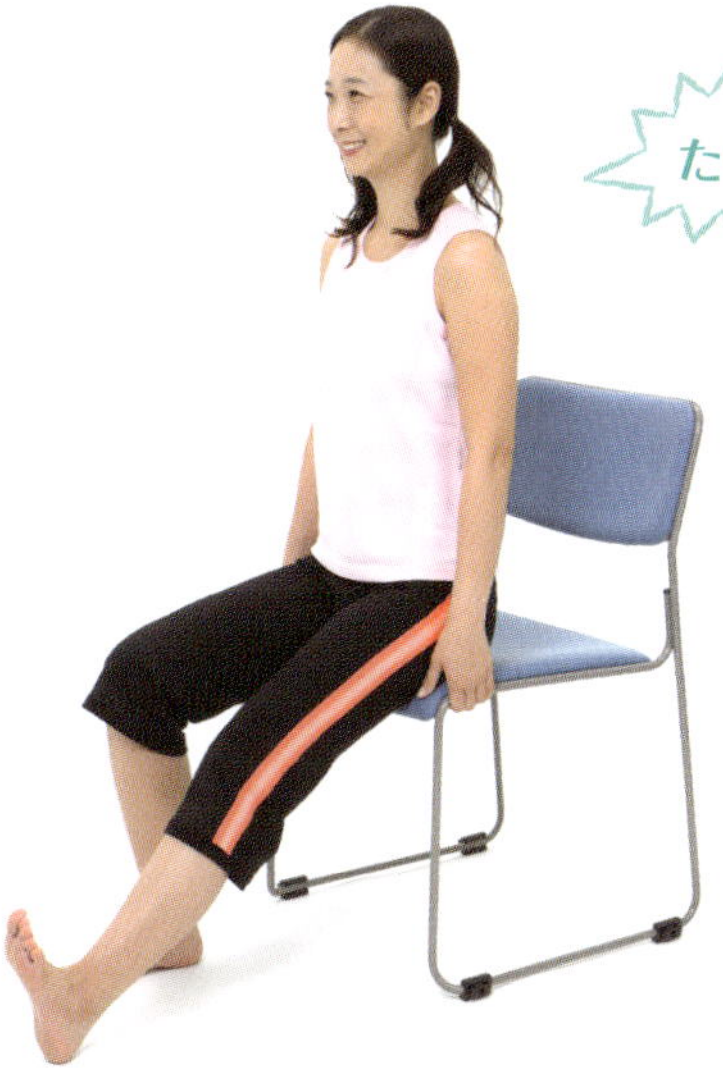

たら

4

反対側の足を出して、床にかかとをタッチ。リズムよく交互に行う

ボディーがすっきり

♪1・2・3・4・5・6・7・8♪

・足を腰幅に開き、座面の前半分に座る
・おなかは常にへこませるように意識する
・絞るように上半身をねじる
・8カウント×2回
・呼吸を止めない

ボ

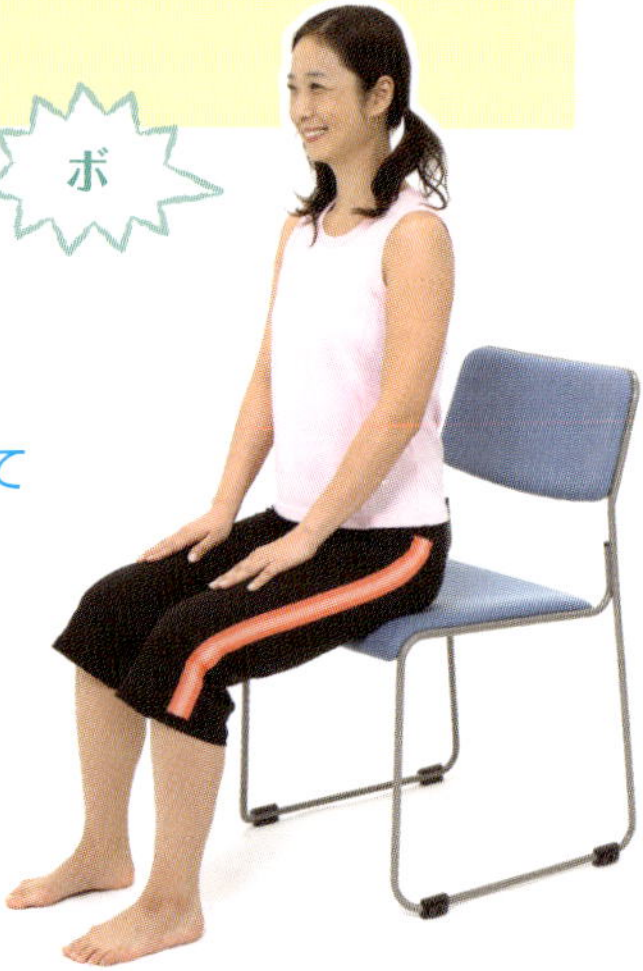

1

正面を向いて
しっかりと
いすに座る

ディーが

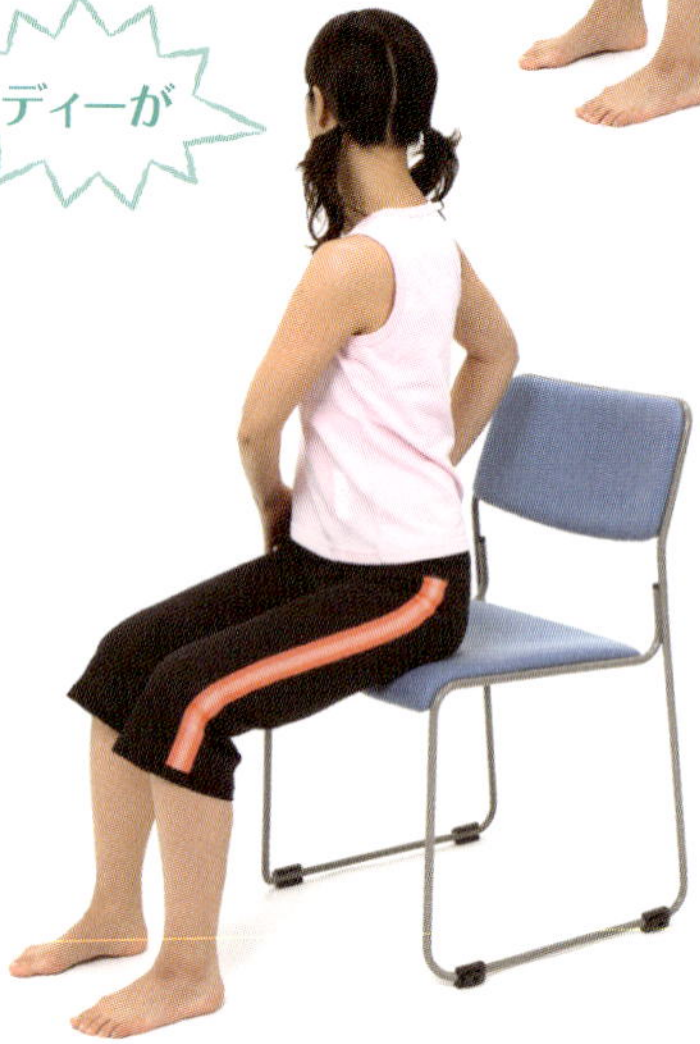

2

手でお尻に触るように
体をねじる

3

体を正面に戻す

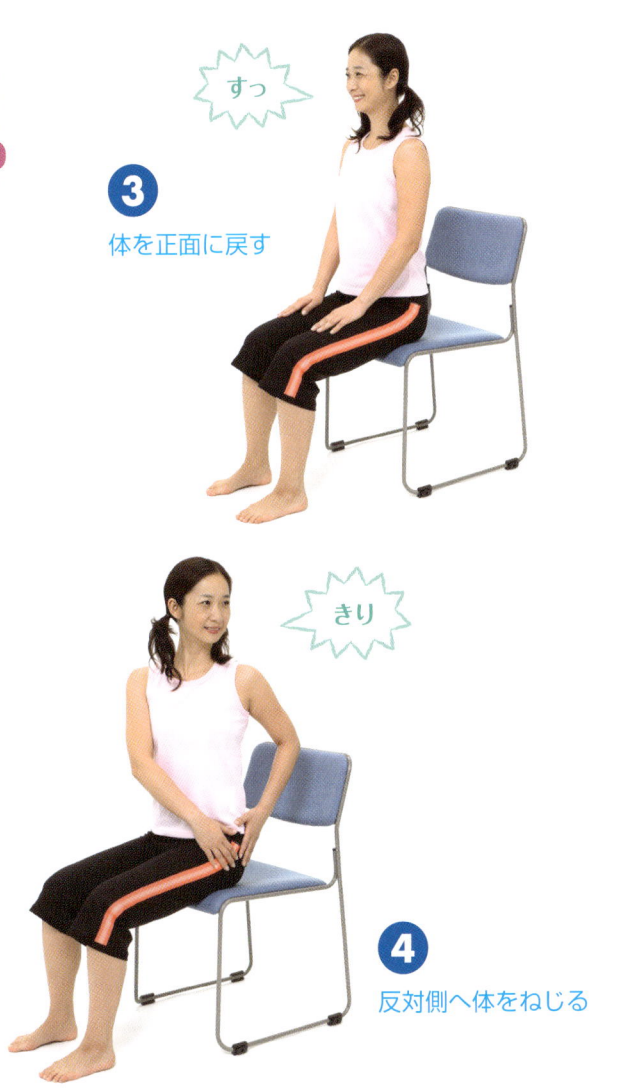

4

反対側へ体をねじる

できたらばんざい！

♪1・2・3・4・5・6・7・8♪

・足をそろえて座る。両手でいすの端をしっかりと持ち、上半身を安定させる
・おなかは常にへこませるように意識する
・両足を閉じたり、腰幅より広く開いたりする
・8カウント×2回
・呼吸を止めない

でき

1

足首とひざをそろえて閉じる

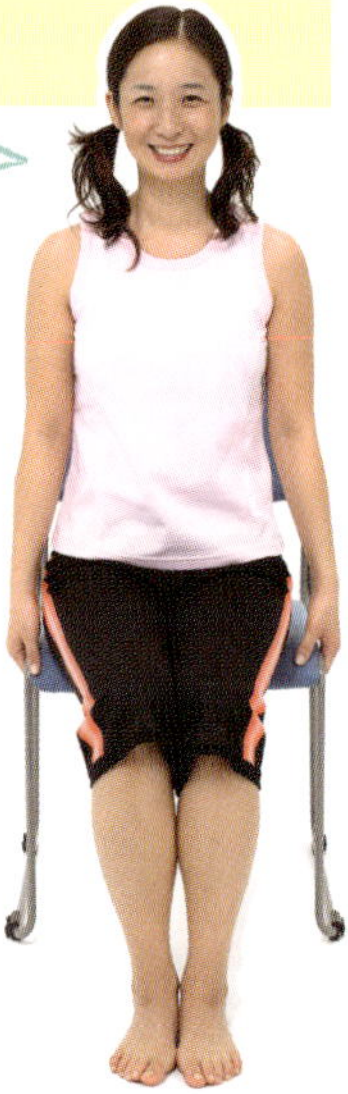

たら

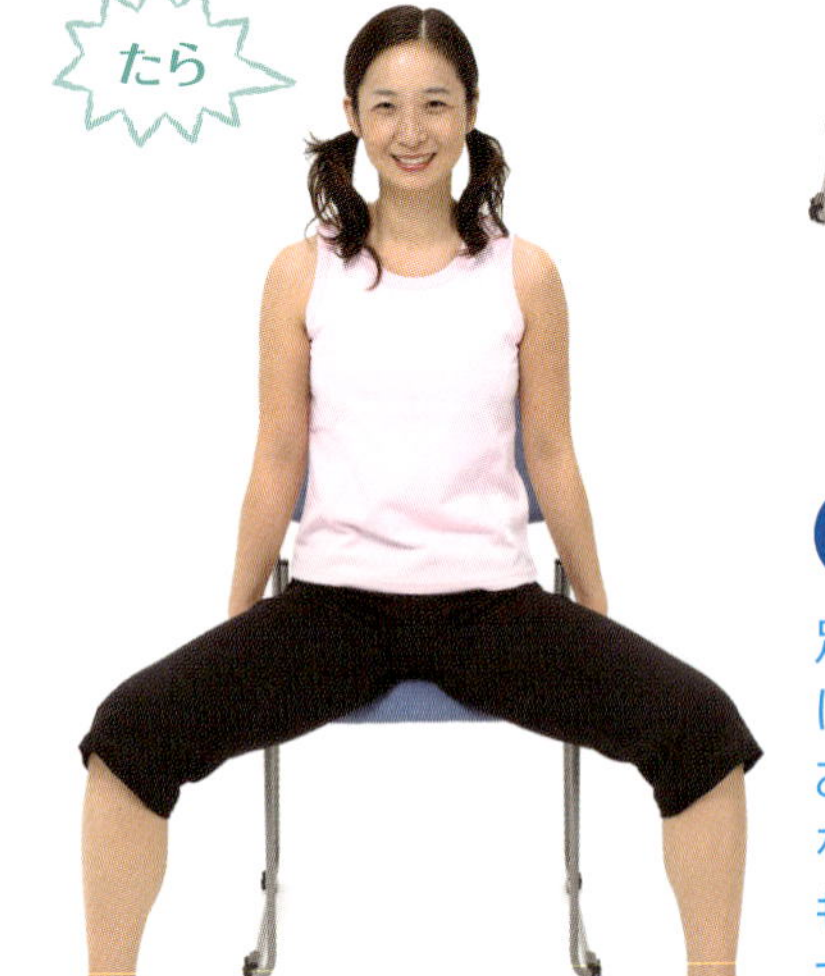

2

足の裏をしっかり床につけて足を開く。おなかにしっかり力を入れる。いすの背もたれによりかかってもよい

ばん

3

足首とひざを閉じる

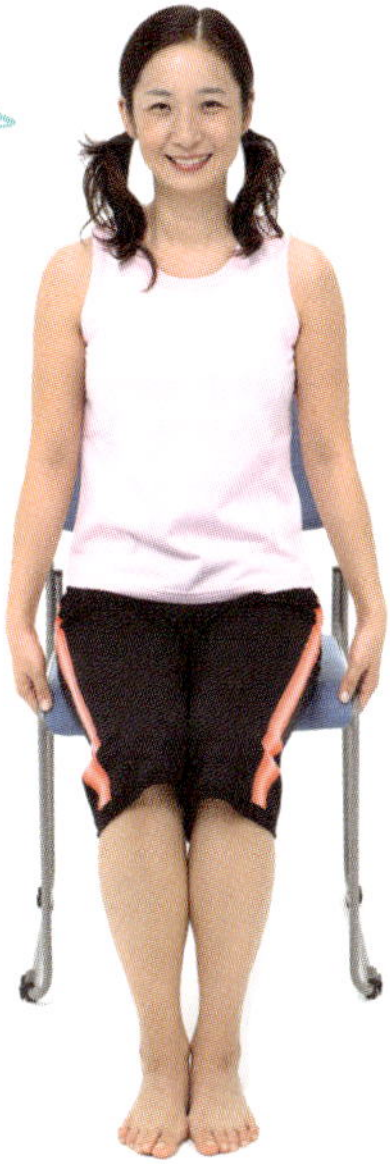

ざい!

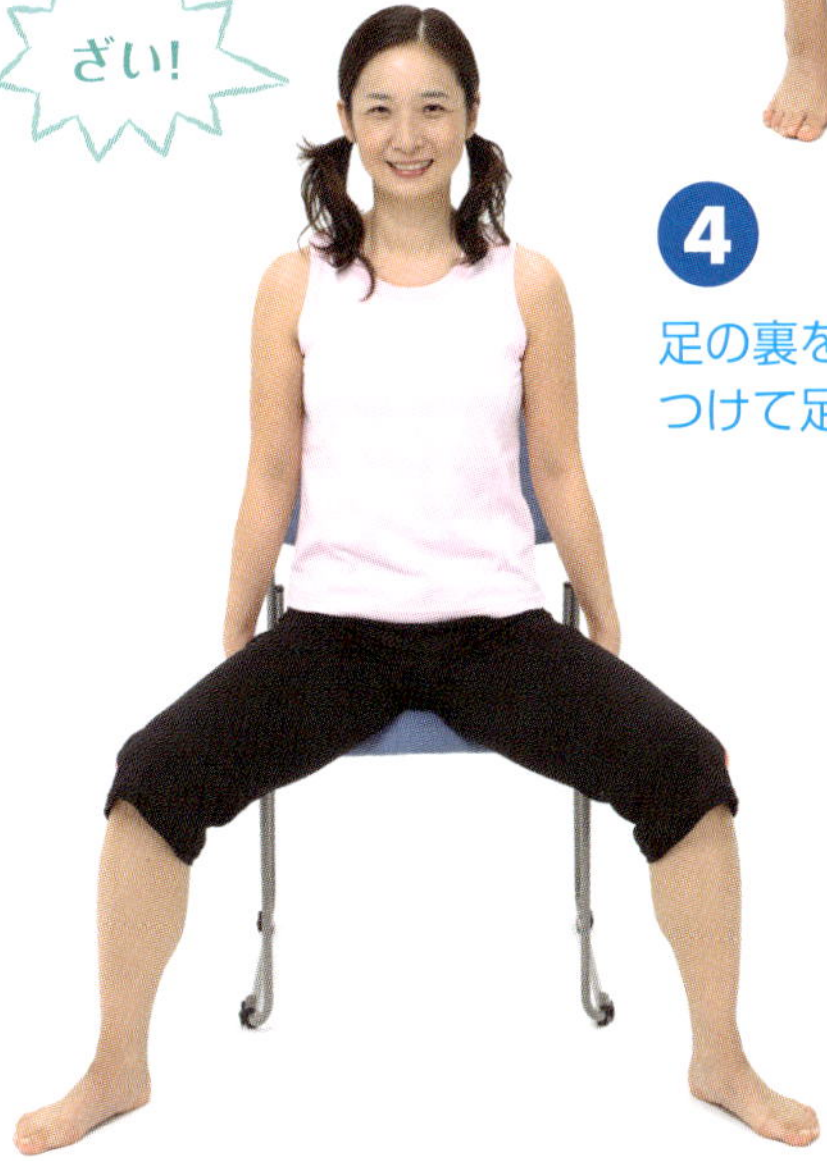

4

足の裏をしっかり床に
つけて足を開く

レベル１早見表

1

メタボにさよなら

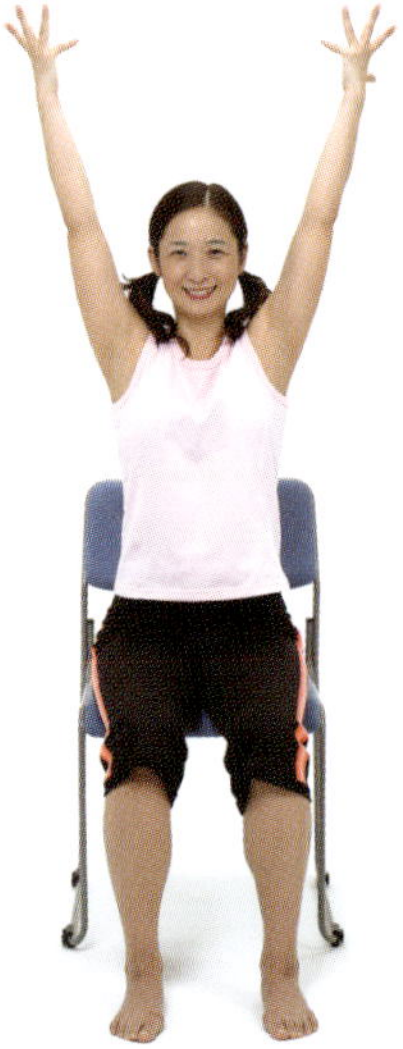

2

代謝を上げよう

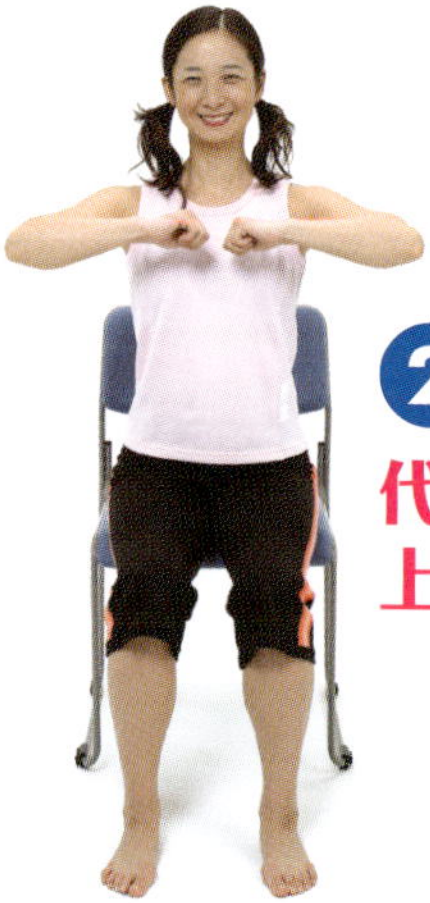

3

ぽっこりおなかを

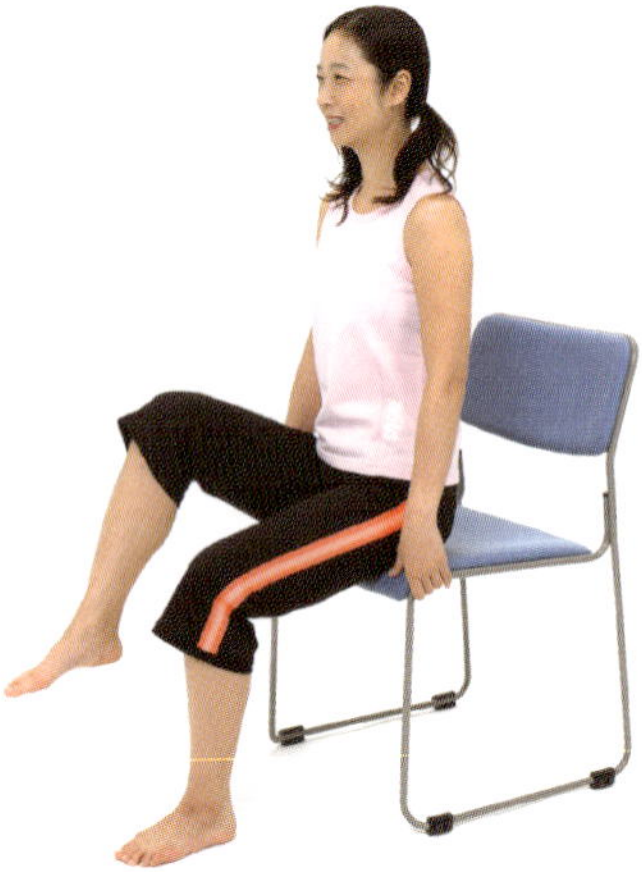

4 **リセットできたら**

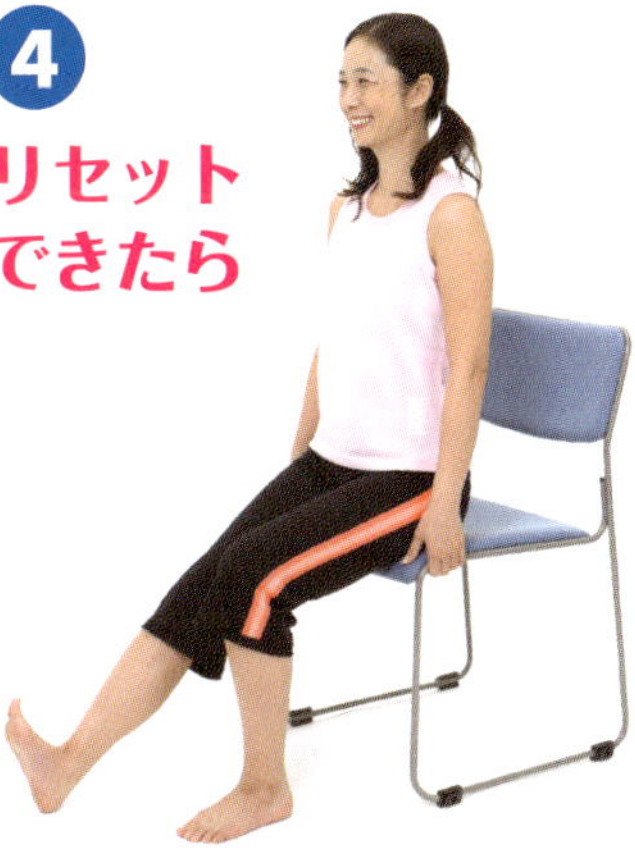

5 **ボディーすっきり**

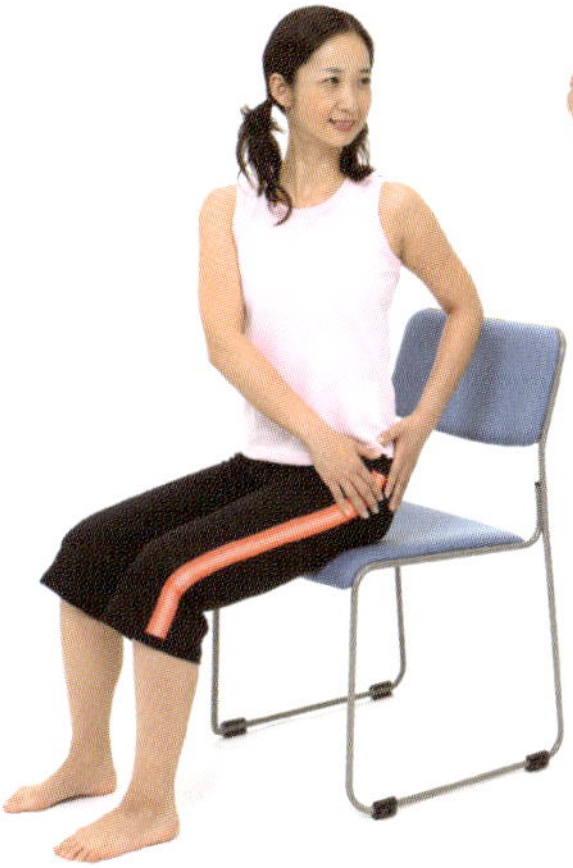

6 **できたらばんざい！**

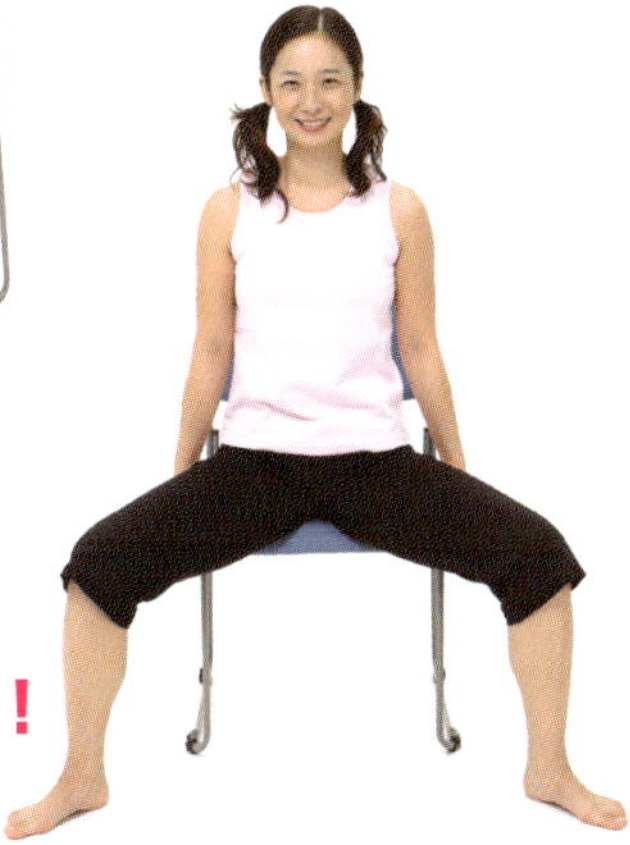

7 **いすに座ったままその場足踏み（1分以上）＆深呼吸**

※急に動きを止めないこと！

エアロビクス2

メタボRe《り》ボディー【レベル2】

有酸素

対象：運動不足を感じている方

立った状態で下半身をおもに動かしていきます。下半身だけでも「レベル１」より運動量が増え、きつくなりますので、やせやすい体作りに役立ちます。最初は休みながら行ってもよいでしょう。ひざや腰に痛みのある場合は、決して無理をしないこと。

床で滑らないように、じゅうたんやヨガマットの上などで行う、滑り止めのついた靴下をはくなどの工夫をしてみましょう。

運動の流れ

メ：目覚めもさわやか

タ：体力ついたよ

ボ：ぽっこりさよなら

Re（リ）：理想に向かって

ボ：ボディーもリセット

ディー：できたよ運動！

その場足踏み（１分以上）※＆深呼吸

※急に動きを止めないこと

めざめもさわやか

♪1・2・3・4・5・6・7・8♪

・両足は閉じる、または、腰幅に開く
・おなかは常にへこませるように意識する
・ひざと手でリズムを取りながら、足を曲げたり伸ばしたりする
・8カウント×2回
・呼吸を止めない

めざめも

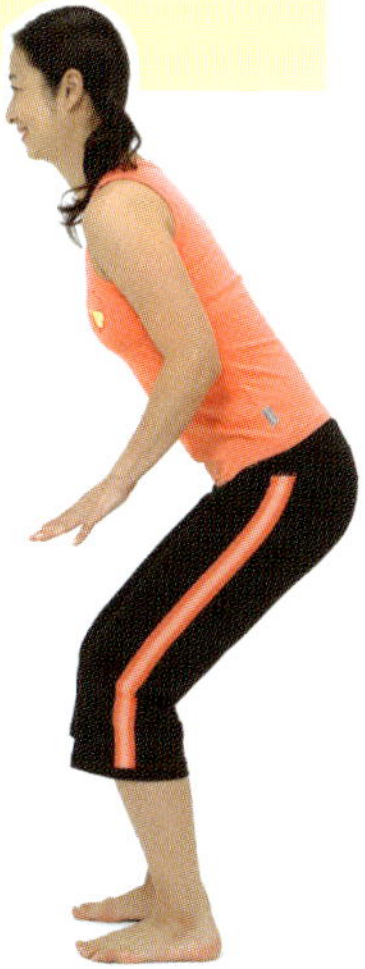

1

ひざを軽く曲げ、リズムを取りながら太ももの前側を4回軽くたたく。もも前側に力が入っているのを意識する

さわやか

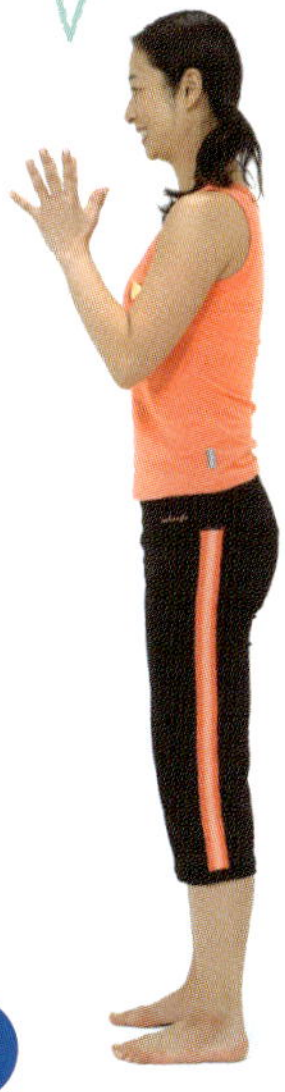

2

体を起こす。両手を4回たたいてカウントを数えながら、軽くリズムを取る

◎レベルアップ！
ひざを深く曲げる
(90℃以下には曲げないこと)

たいりょくついたよ

♪ 1・2・3・4・5・6・7・8 ♪

- 足は腰幅より広げて立ち、両手は腰に置く
- おなかは常にへこませるように意識する
- 片足に体重をかけ、反対のかかとでお尻にタッチする
- 8カウント×2回
- 呼吸を止めない

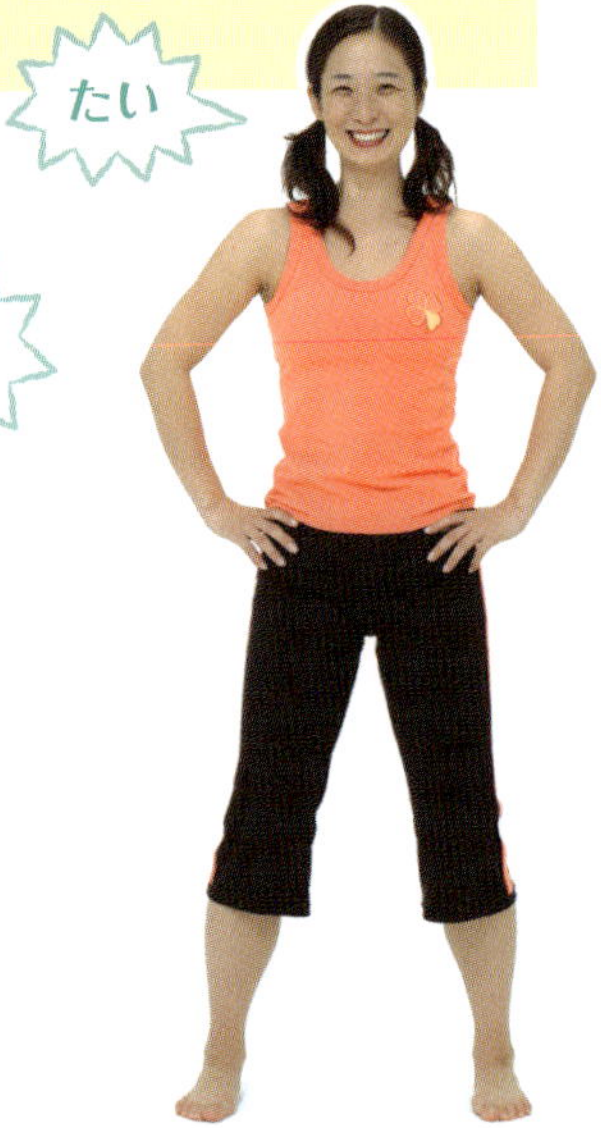

1

体の真ん中に重心をもってくるように意識して立つ

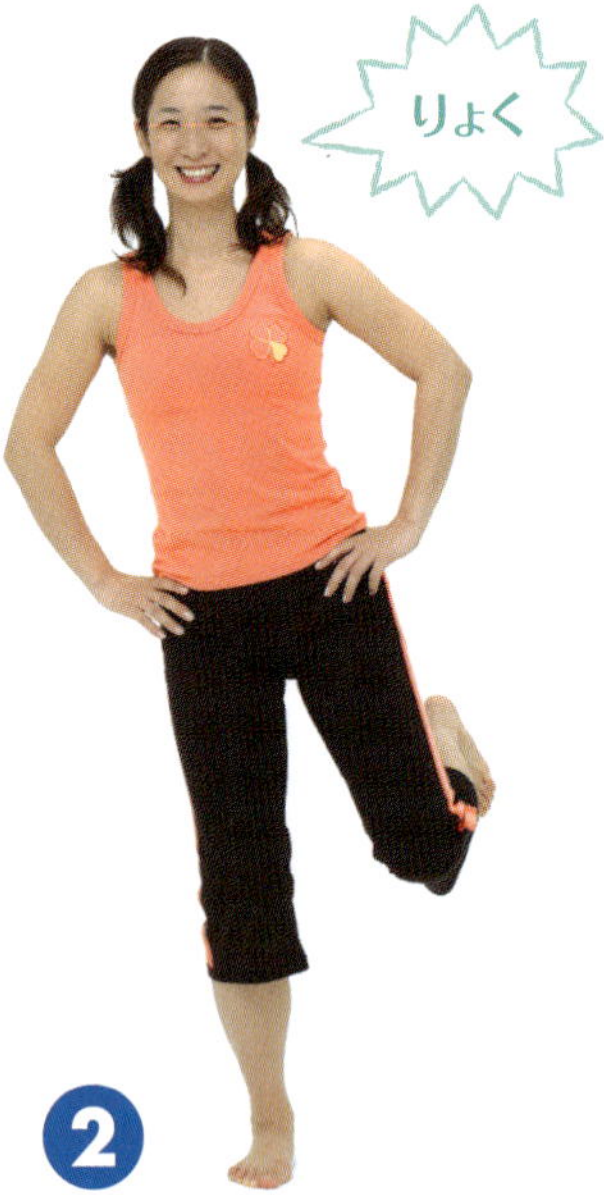

2

片足に体重をのせ、右かかとをお尻まで引き上げる。ももの裏側を意識する。かかとがお尻につかなくてもよい

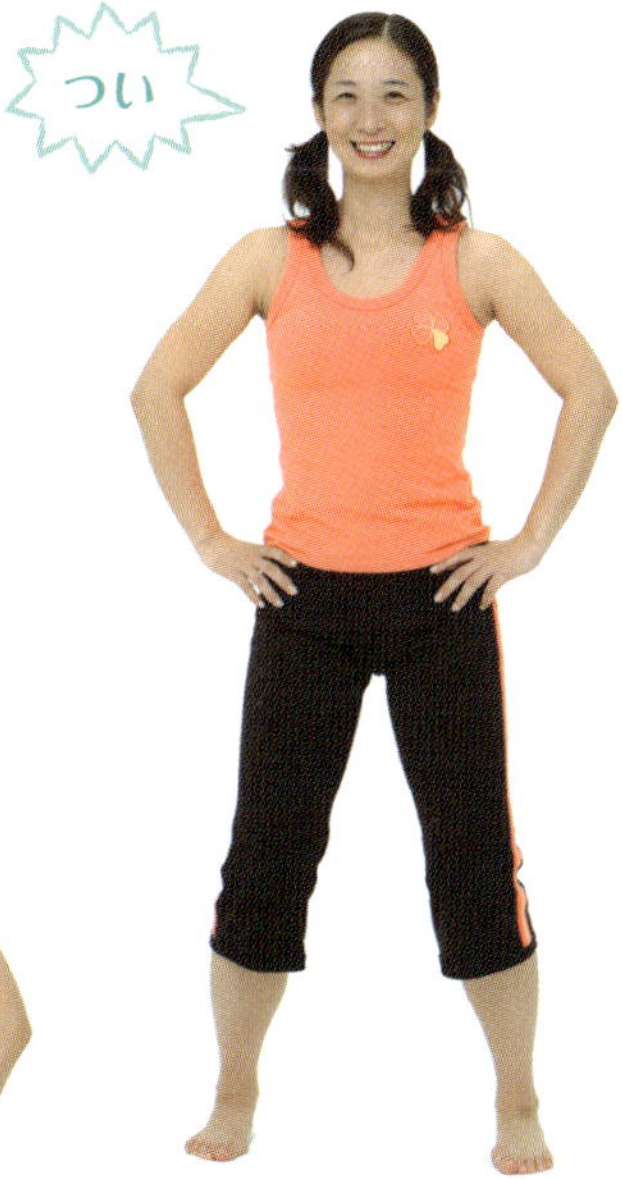

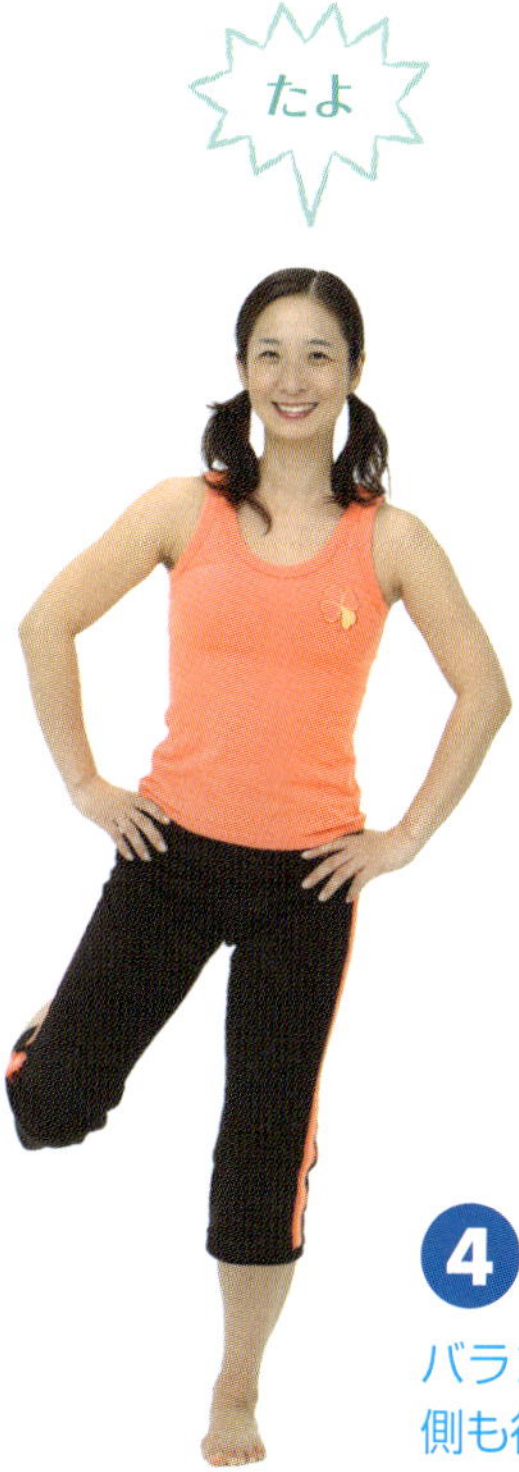

3

足を戻す。両ひざとつま先は同じ方向に向ける

4

バランスを取りながら、反対側も行う。ひざは床に向ける。ぐらぐらしてもOK

◎レベルアップ！

足幅を広げてリズミカルに行う

ぽっこりさよなら

♪1・2・3・4・5・6・7・8♪

- 足は腰幅に広げて立つ。背筋を伸ばし、両手は腰に置く
- おなかは常にへこませるように意識する
- ひざを胸に近づけるように、ももを左右交互に引き上げる
- 8カウント×2回
- 呼吸を止めない

ぽっ

1

足の裏を床につけ、腰幅に開く

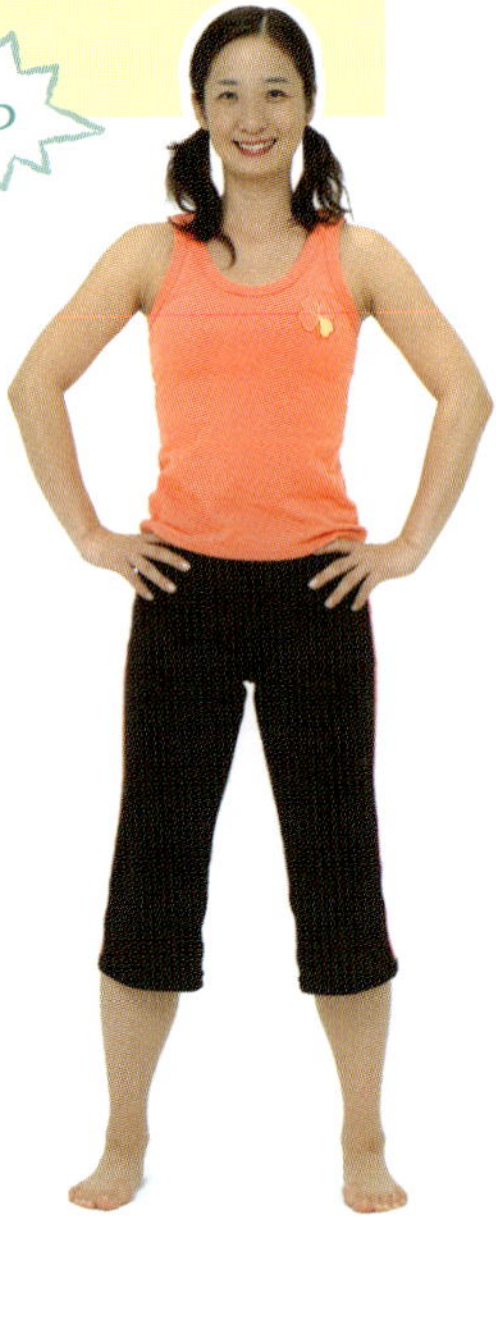

こり

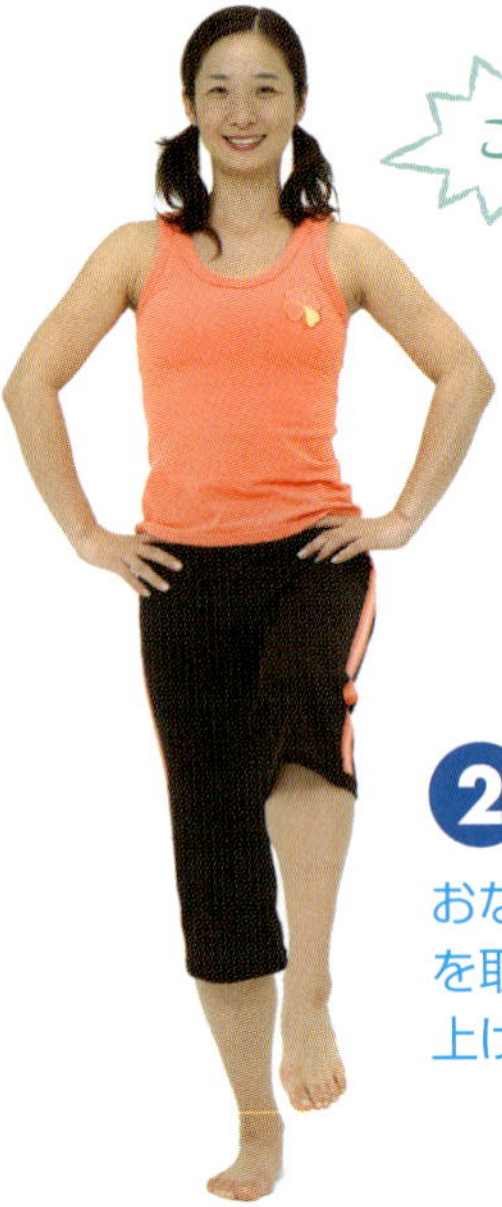

2

おなかに力を入れバランスを取りながら、ももを持ち上げる

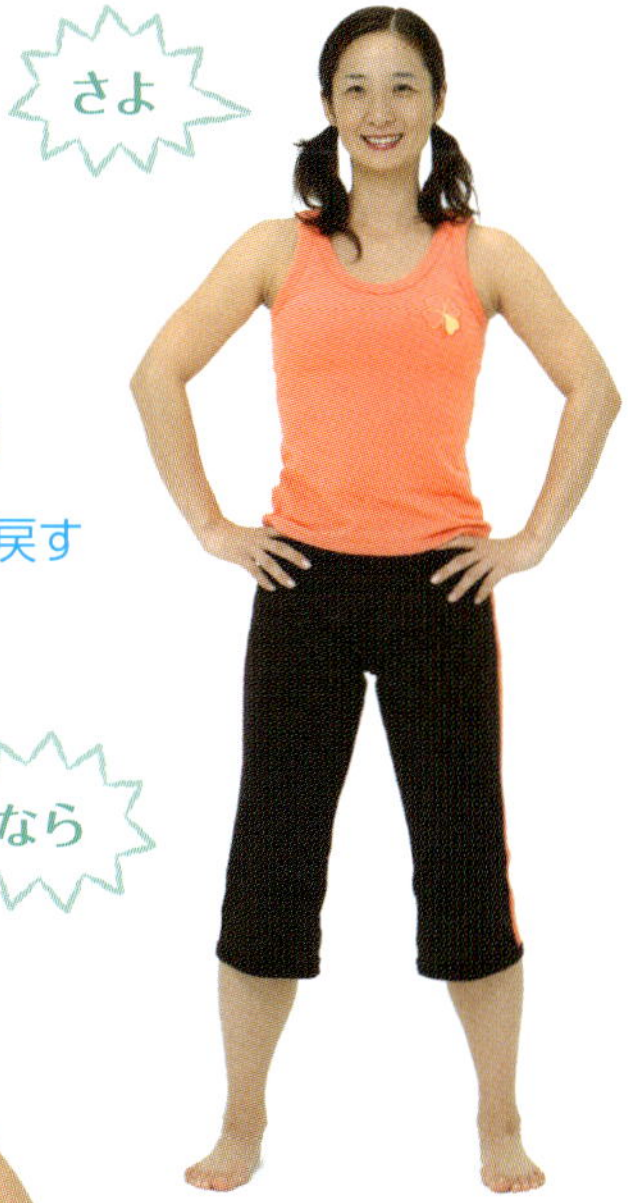

3

足を戻す

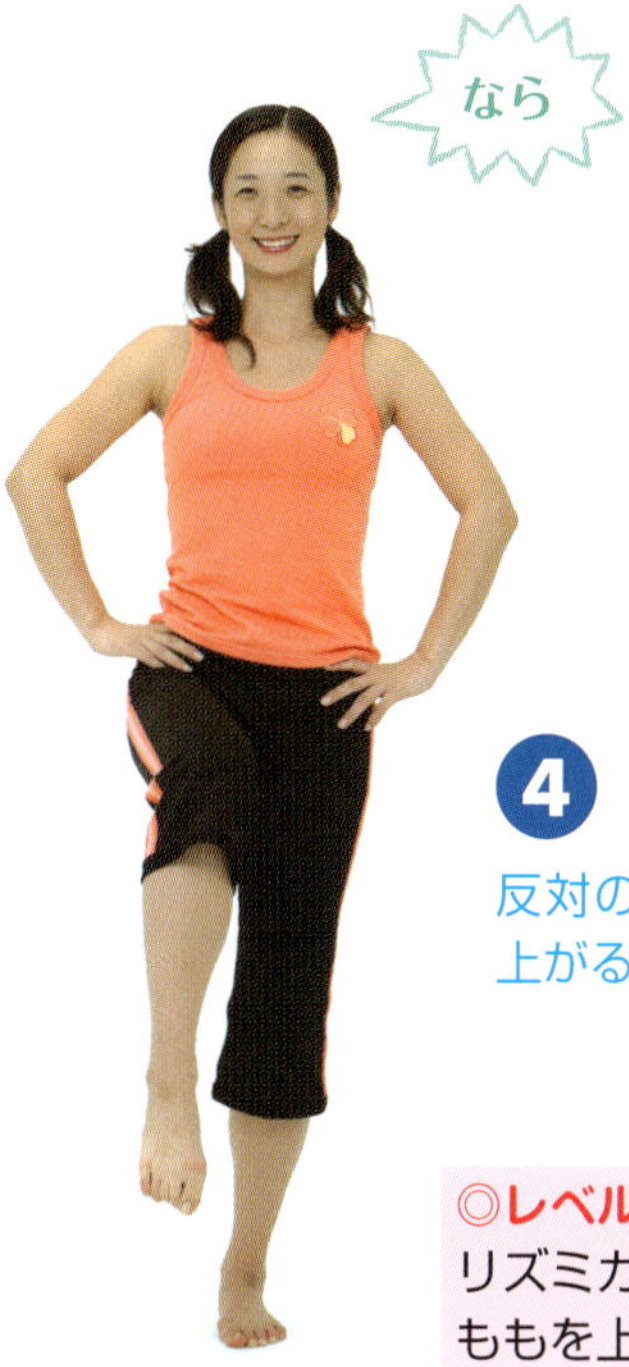

4

反対の足を持ち上げる。
上がるところまででよい

◎レベルアップ！
リズミカルに、軽く弾みながらももを上げる

りそうにむかって

♪1・2・3・4・5・6・7・8♪

・足を閉じて立ち、手は腰に置く
・おなかは常にへこませるように意識する
・かかとを左右交互に1歩前に出して床にタッチ
・8カウント×2回
・呼吸を止めない

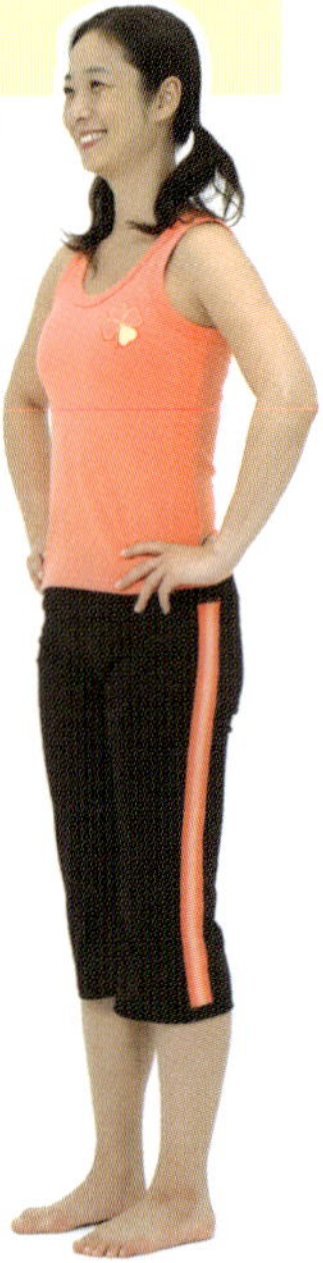

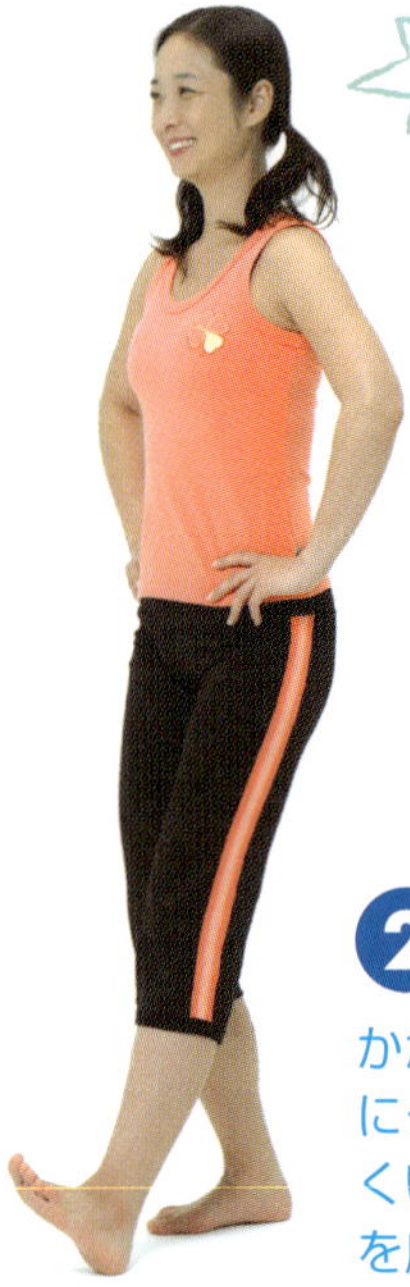

❶
軽くひざをゆるめる

❷
かかとを1歩前へ出して床にタッチ。つま先が上げにくいようなら、足の裏全体を床につけてもよい

むか

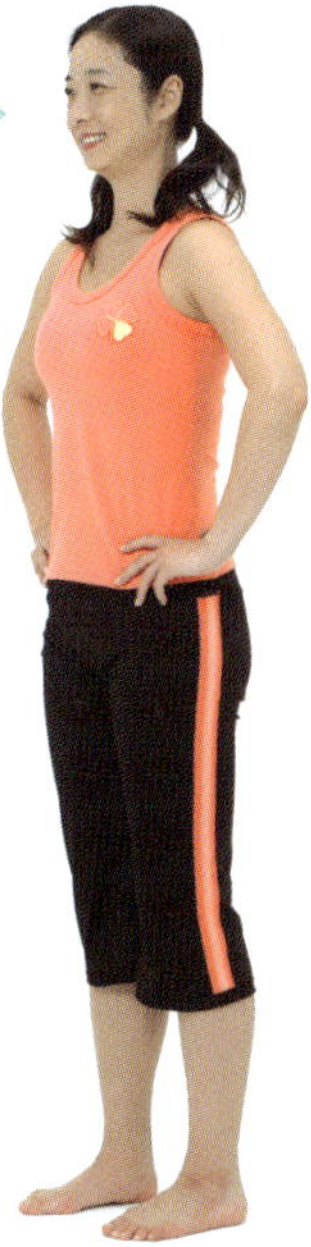

3

足を戻す

って

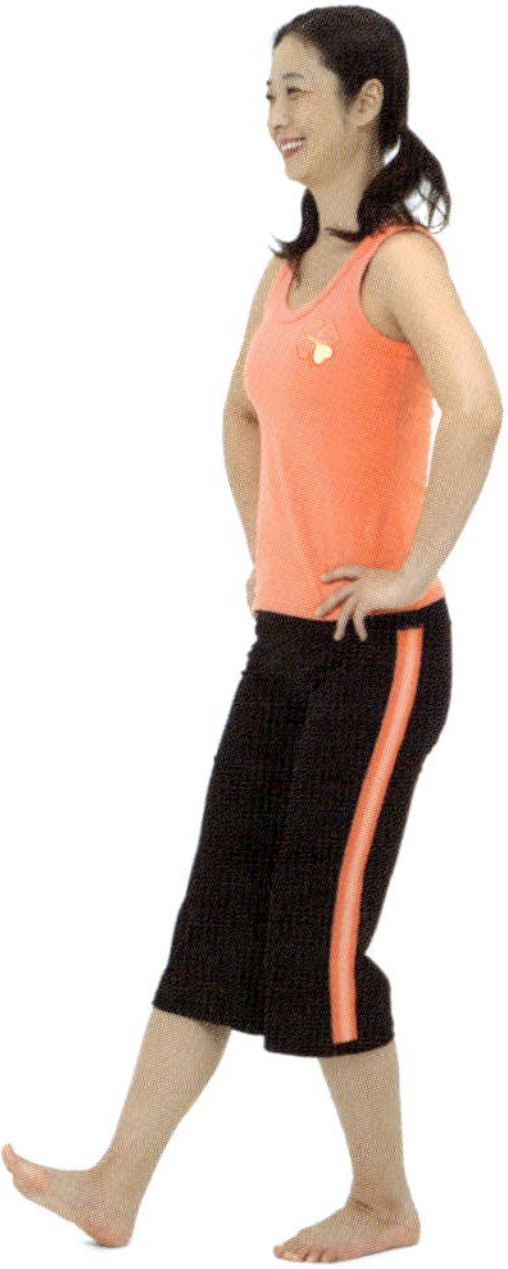

4

反対側のかかとを出して、
床にタッチ

◎レベルアップ！

・リズミカルに行う
・かかとを床から離して軽く
ひざからけるように行う

ボディーもリセット

♪1・2・3・4・5・6・7・8♪

・背筋を伸ばし自然に立つ
・おなかは常にへこませるように意識する
・腕を振りながら、リズミカルにその場で足踏み
・8カウント×2回
・呼吸を止めない

ボ

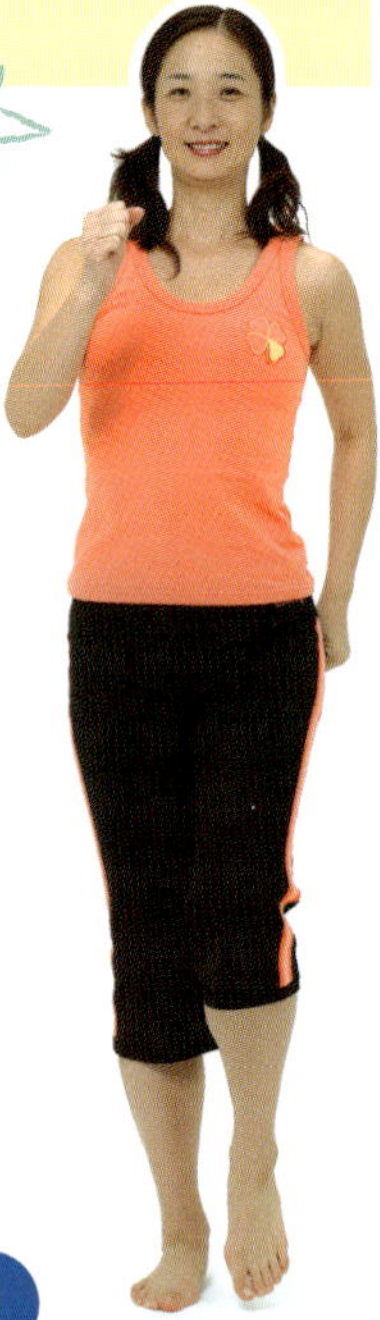

ディーも

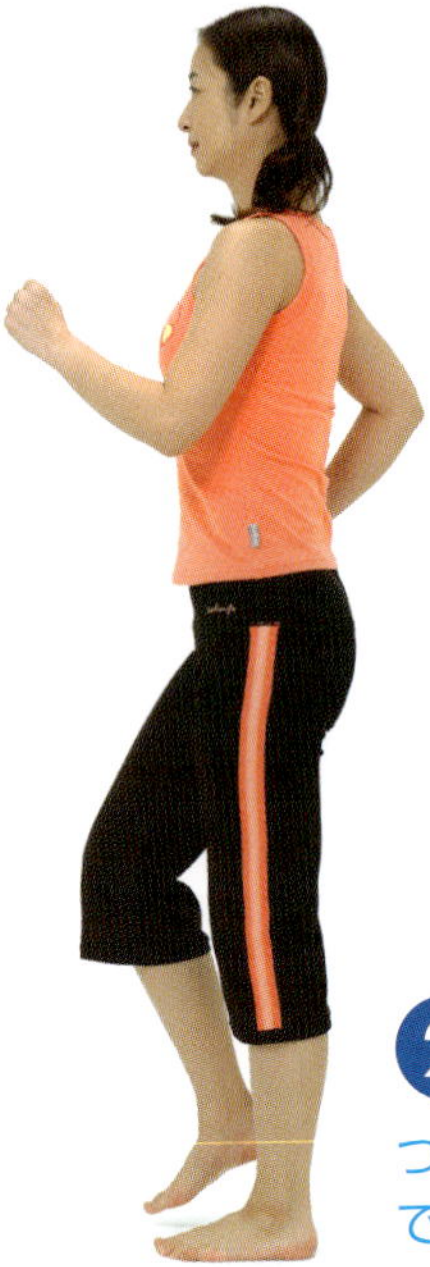

1

腕は自然に振って、体全体をほぐすように足踏み

2

つま先から着地し、かかとまでしっかり床につける

リセ

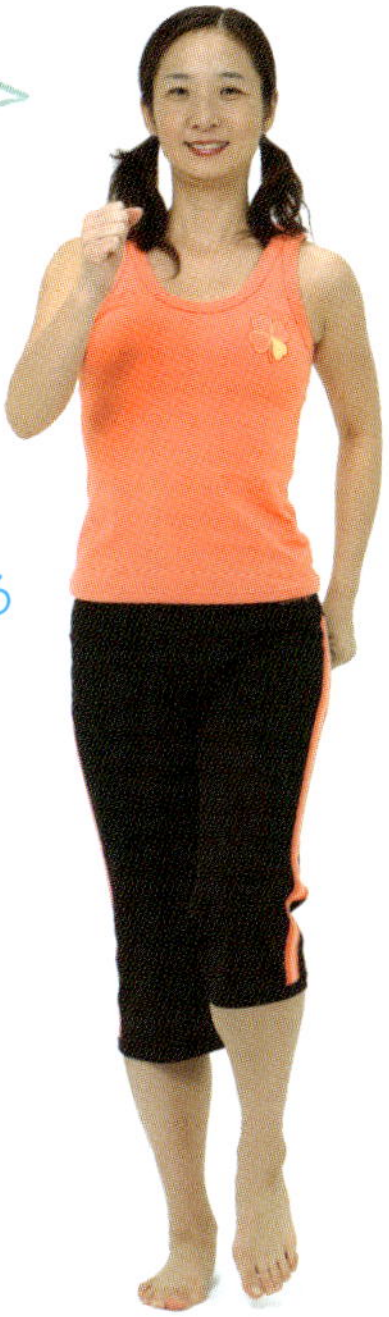

3

足首・ひざは
やわらかくする

ット

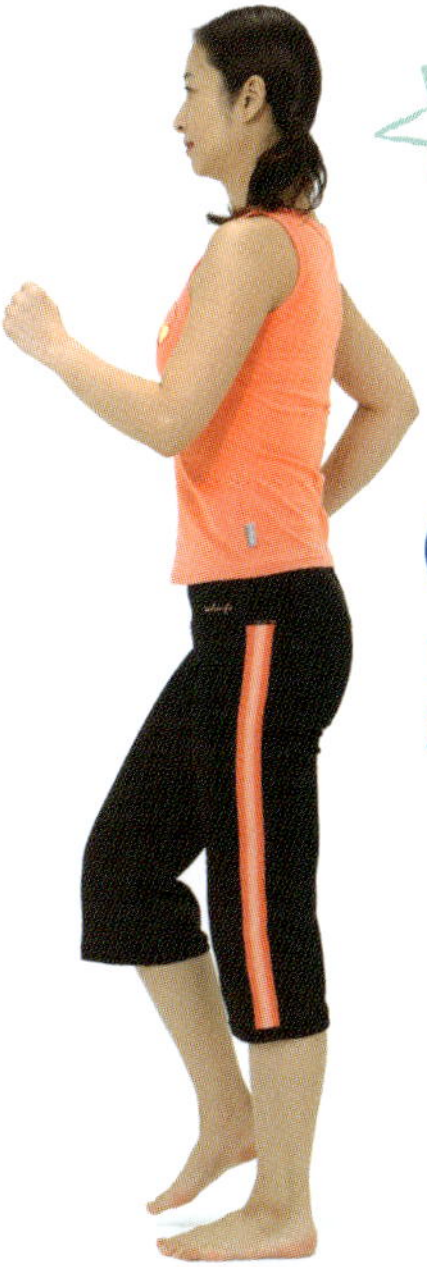

4

リズミカルにその場
足踏みをする

◎レベルアップ！
・お尻とおなかに力を入れ、ひざを高く上げて足踏み
・前後左右に方向を変えて動く

できたようんどう！

♪1・2・3・4・5・6・7・8♪

・両手は脇かももの上に置く
・おなかは常にへこませるように意識する
・両足を閉じた所から、ジャンプしながら両足でグー・パーを繰り返す
・8カウント×2回
・呼吸を止めない

でき

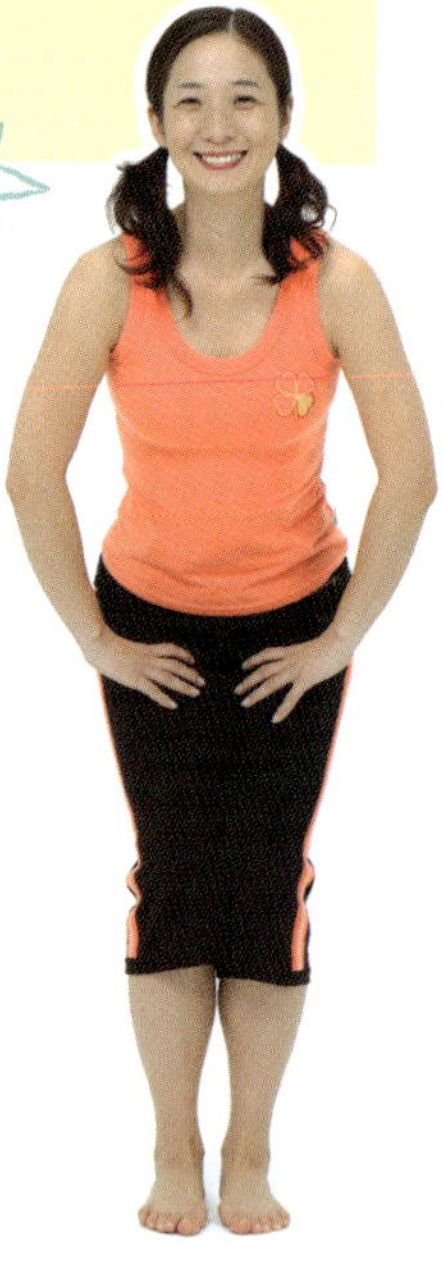

1

両足を閉じて軽くひざを曲げる

たよ

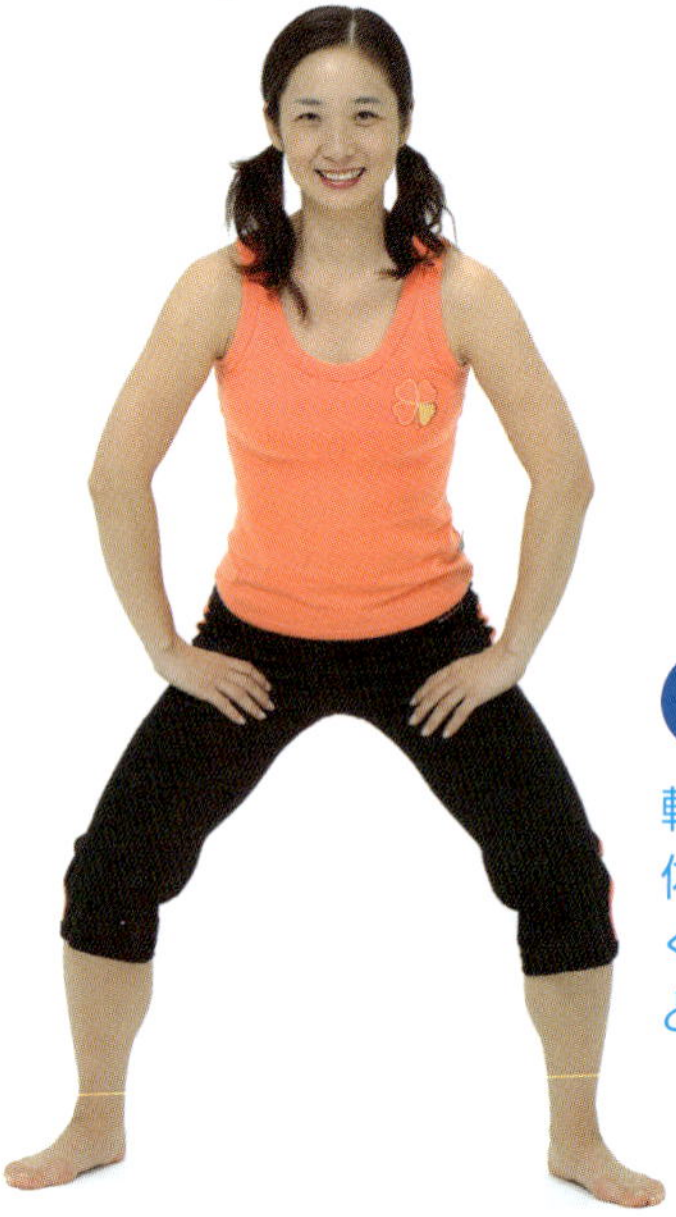

2

軽くジャンプしながら、体を上に引き上げ足を開く。ジャンプができないときはそのまま足を開く

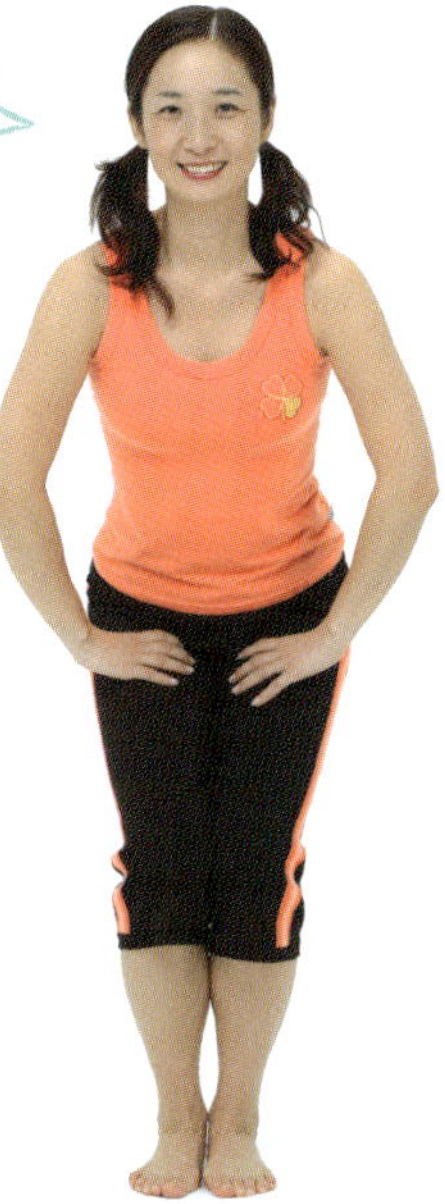

3

両足を閉じる

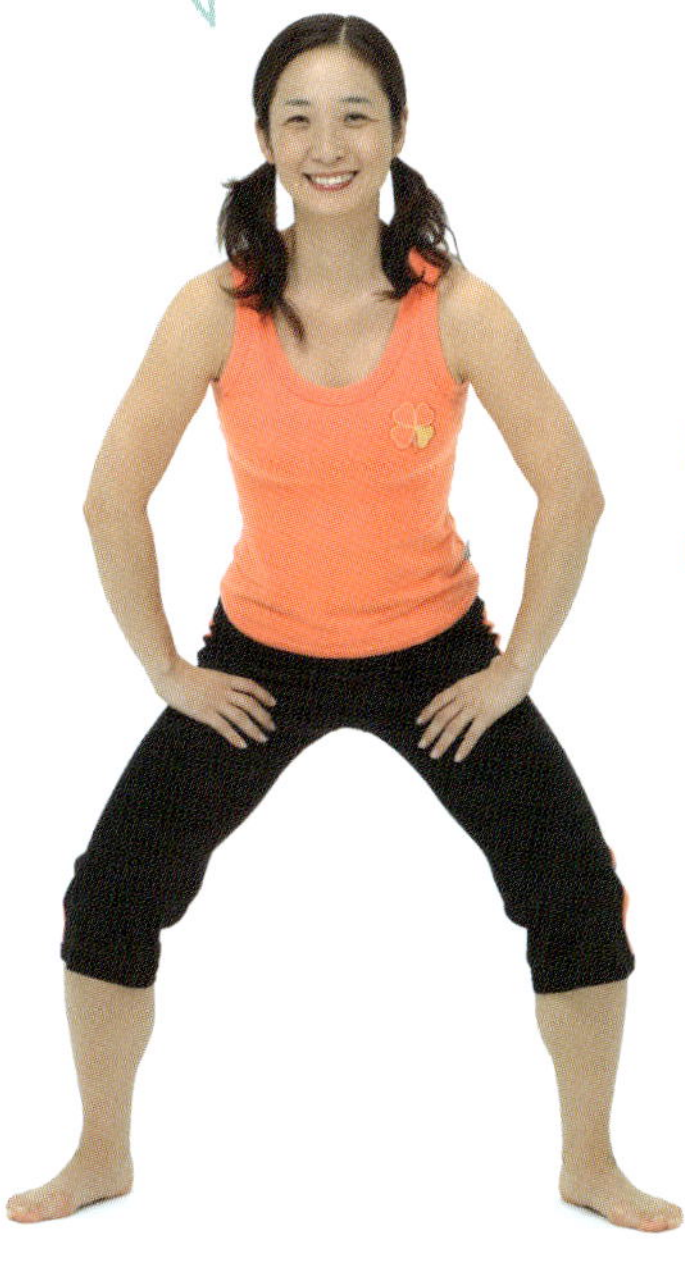

4

軽くジャンプしながら、体を上に引き上げ足を開く

◎レベルアップ！

手足を一緒に大きく開閉する（足を開いたときに手はばんざい）

レベル2早見表

1

目覚めもさわやか

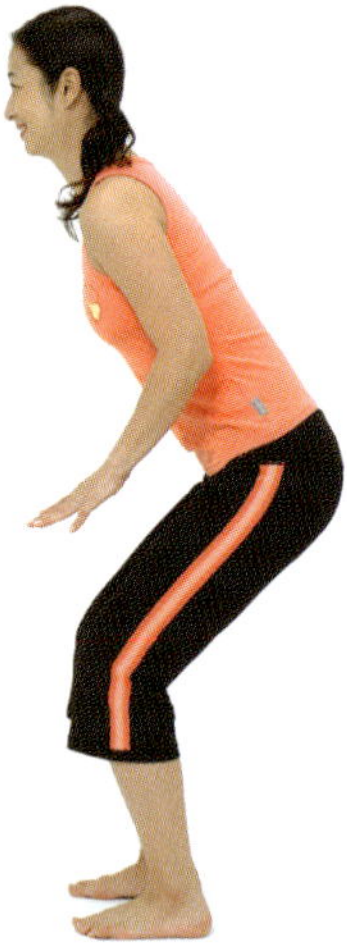

2

体力ついたよ

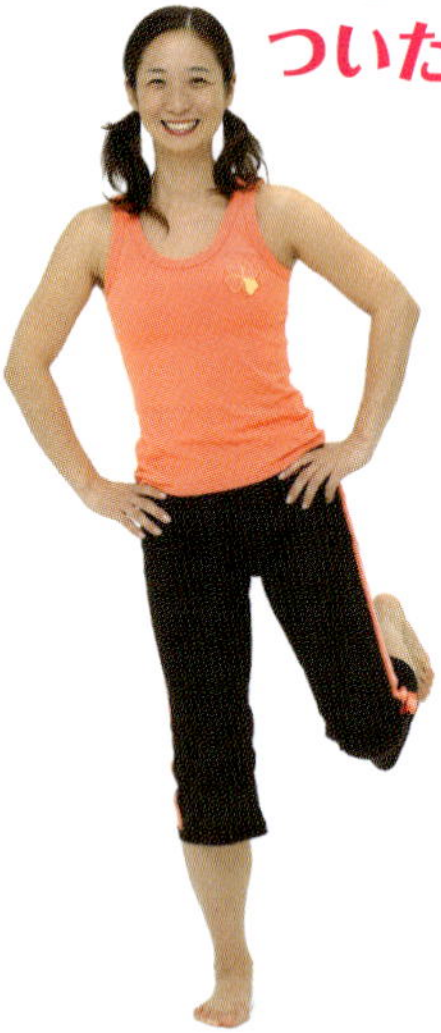

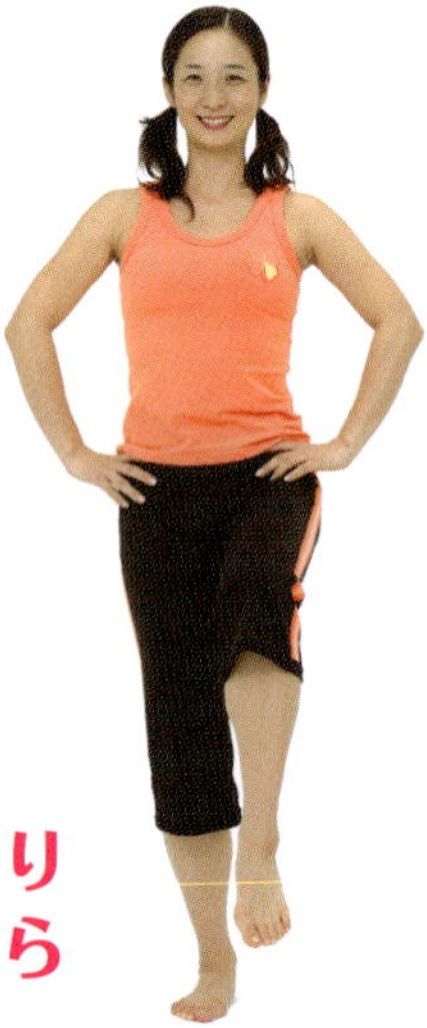

3

ぽっこりさよなら

4

理想に向かって

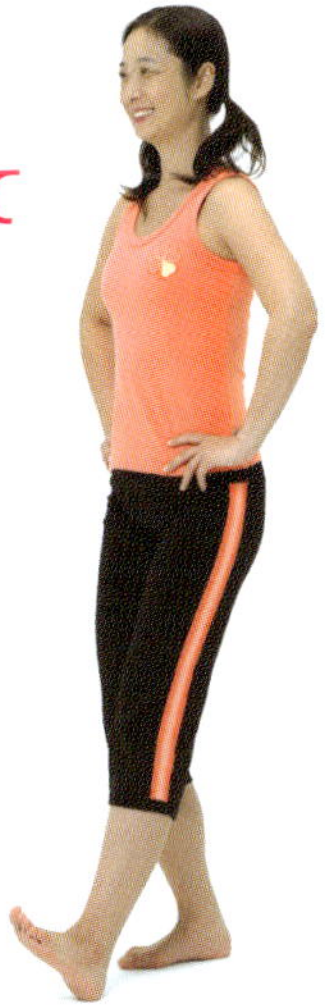

5

**ボディーも
リセット**

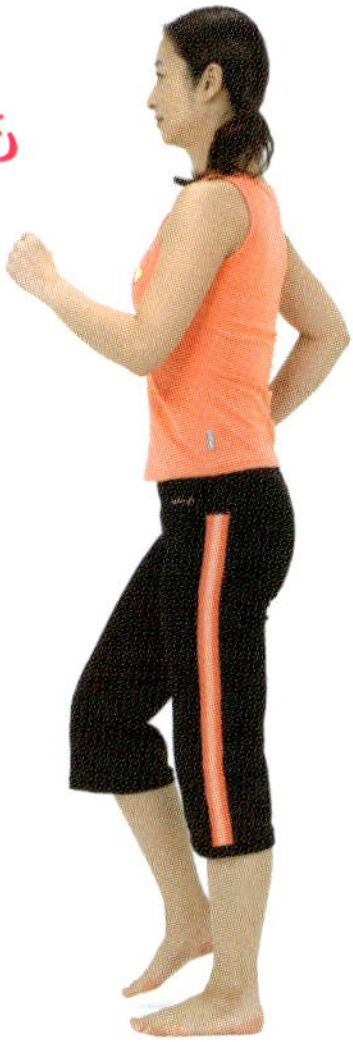

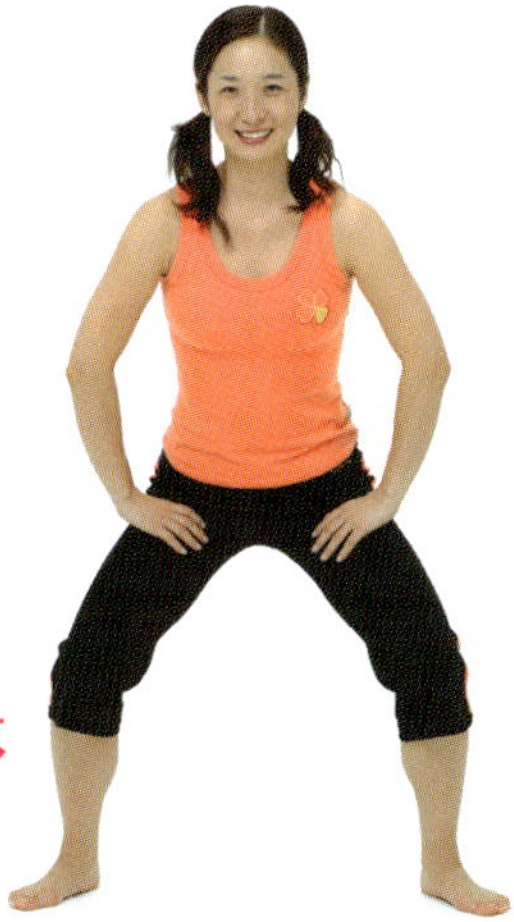

6

**できたよ
運動！**

7

その場足踏み（1分以上）＆深呼吸

※急に動きを止めないこと！

エアロビクス3

メタボRe《り》ボディー［レベル3］

有酸素

対象：日頃から積極的に体を動かしている方

下半身、上半身ともに動かします。最初は動きがバラバラになってしまうかもしれませんが、気にしないこと。上半身（または下半身）だけ行ってもOK。小さな動きからはじめて、慣れてきたら体全体を大きく動かすようにしてください。連続して行うと息が弾んできますが、1分間だけでも脂肪燃焼するといわれていますので、がんばりましょう！

運動の流れ

メ：メラメラ燃やそう

タ：楽しくエアロビ

ボ：ぽっこり解決

Re（リ）：リズムに合わせて

ボ：ボディーを動かせ

ディー：できたら健康！

その場足踏み（1分以上）※＆深呼吸

※急に動きを止めない

メラメラもやそう

♪1・2・3・4・5・6・7・8♪

・おなかは常にへこませるように意識する
・手はグーパーしながら（p 67参照）、大きな円を描くように腕を回し、その場足踏み
・8カウント×2回（8カウントで腕を1周回す）
・呼吸を止めない

メラメラ

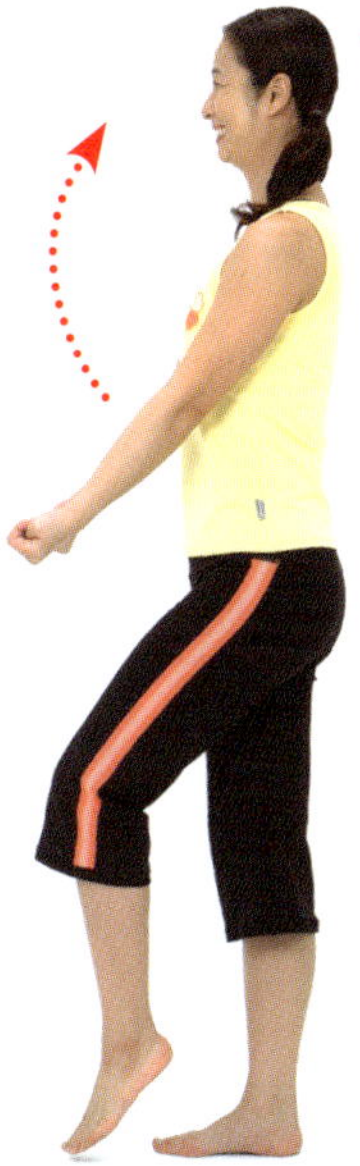

手はグーパーを続ける。つま先からかかとまで床へつけるようにしてその場足踏み

もやそう

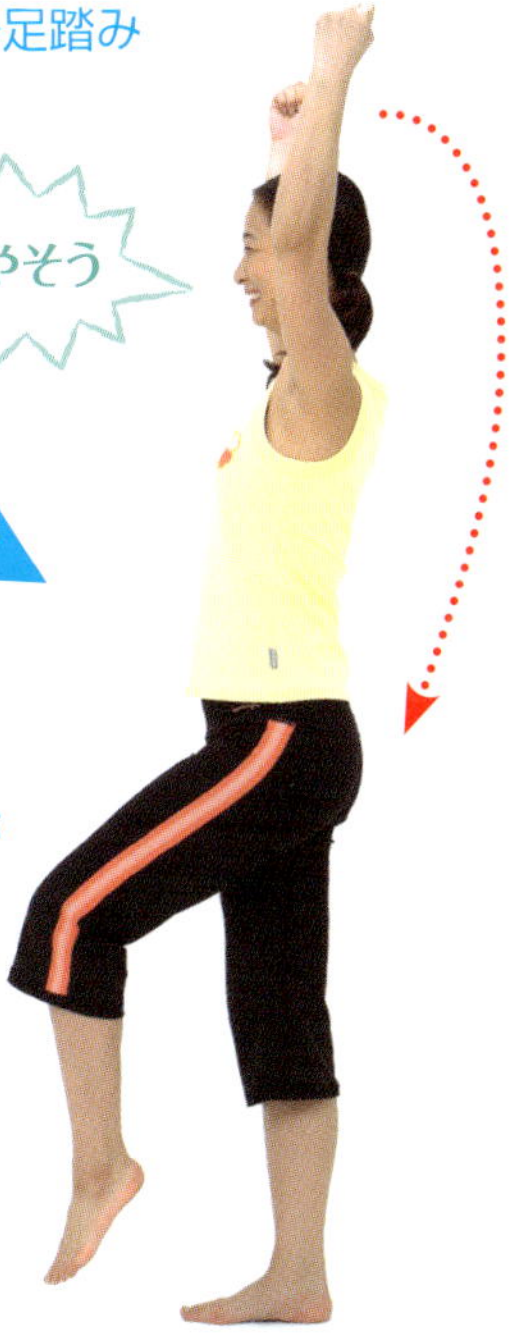

その場歩きを続けながら、体を伸ばすように、大きく腕を回す

◎レベルアップ！
軽くその場かけ足をしながら行う

たのしくエアロビ

♪1・2・3・4・5・6・7・8♪

・おなかは常にへこませるように意識する
・脇を開いたり閉じたりしながら、片足に体重をのせ、反対のかかとでお尻にタッチする
・8カウント×2回
・呼吸を止めない
・左右どちらから行ってもよい

たの

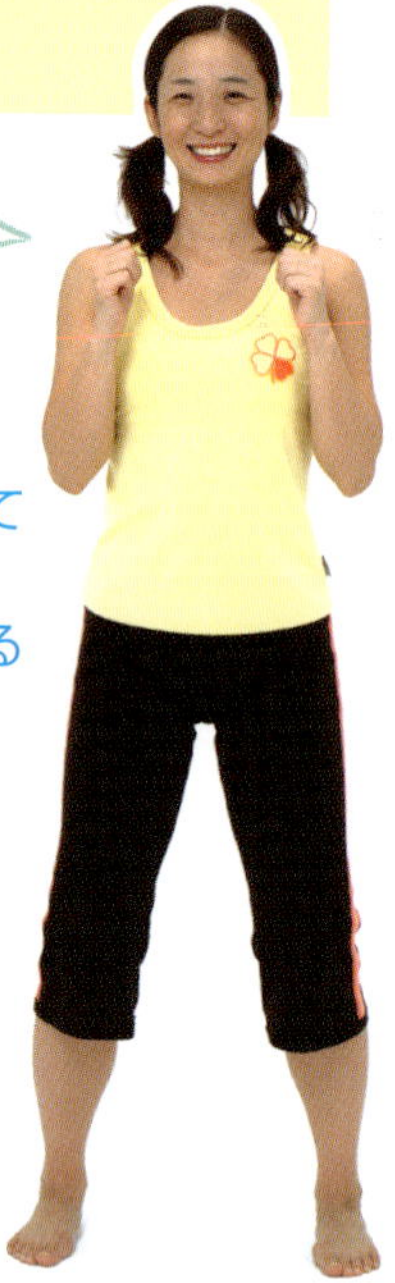

1

脇は閉じて
両ひざを
軽く曲げる

しく

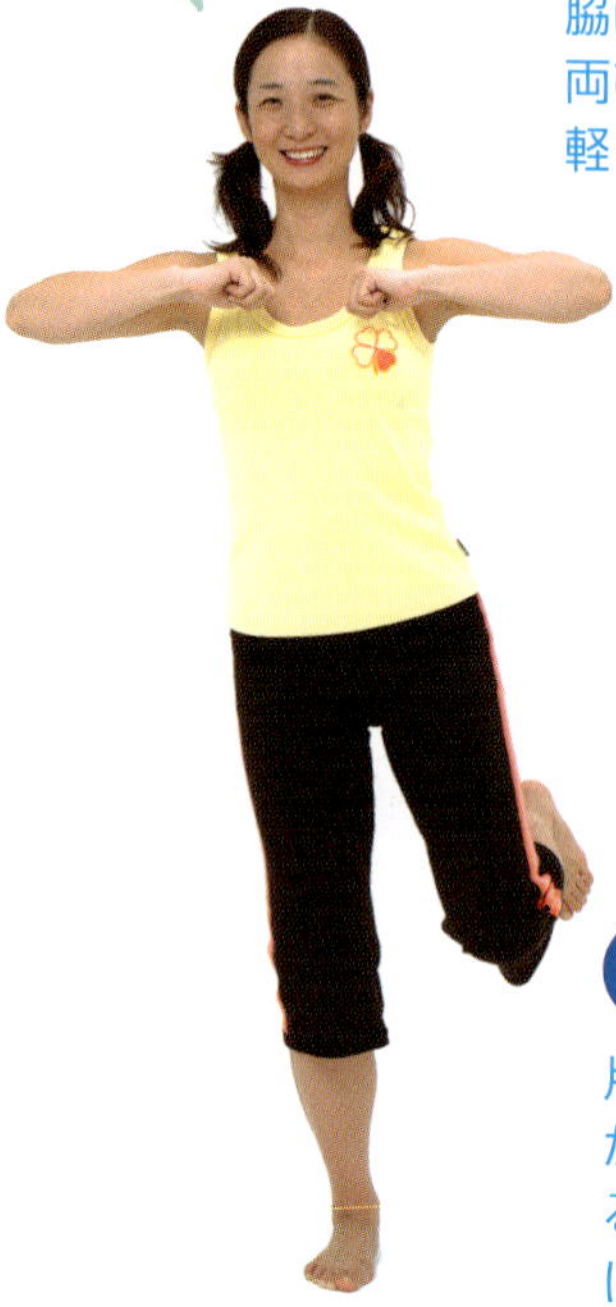

2

片足に体重をのせ、反対のかかとをお尻まで引き上げる。脇を開き、体全体を上に引き上げるように

エア

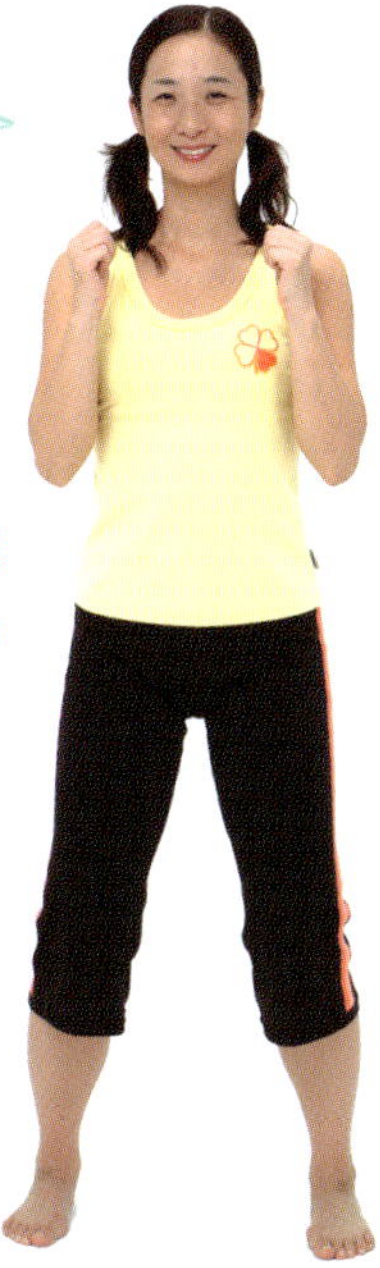

3

脇を閉じ、重心を体の真ん中へ戻す

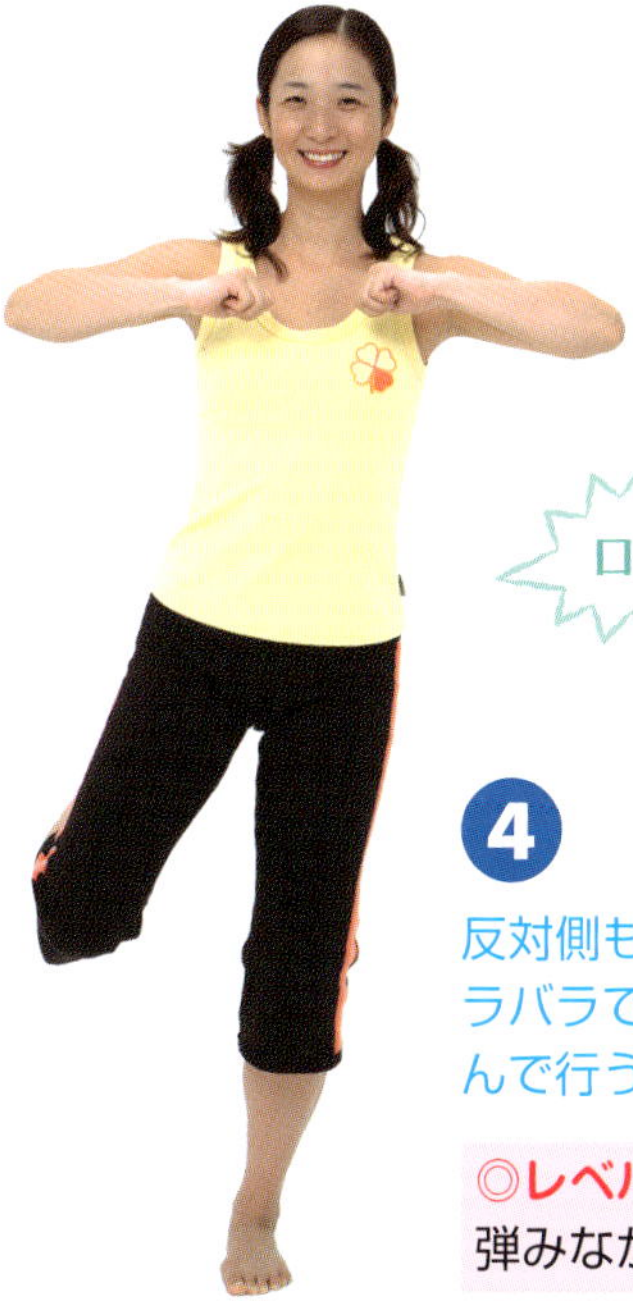

ロビ

4

反対側も行う。手足がバラバラでもよいので楽しんで行う

◎レベルアップ！
弾みながら行う

ぽっこりかいけつ

♪ 1・2・3・4・5・6・7・8 ♪

・おなかは常にへこませるように意識する
・手を上方へ伸ばしたり縮めたりしながら、ひじとひざを近づけるように、ももを交互に引き上げる
・8カウント×2回
・呼吸を止めない
・左右どちらから行ってもよい

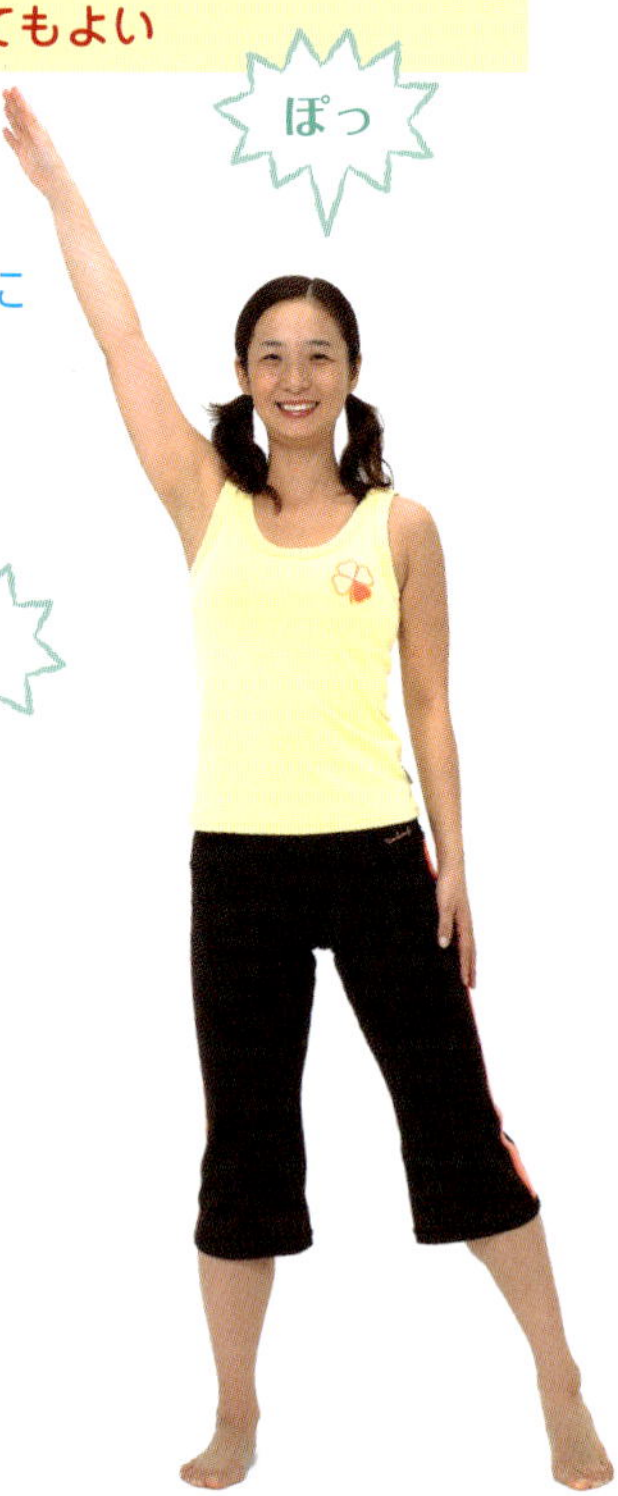

1

手はしっかり斜め上に伸ばす

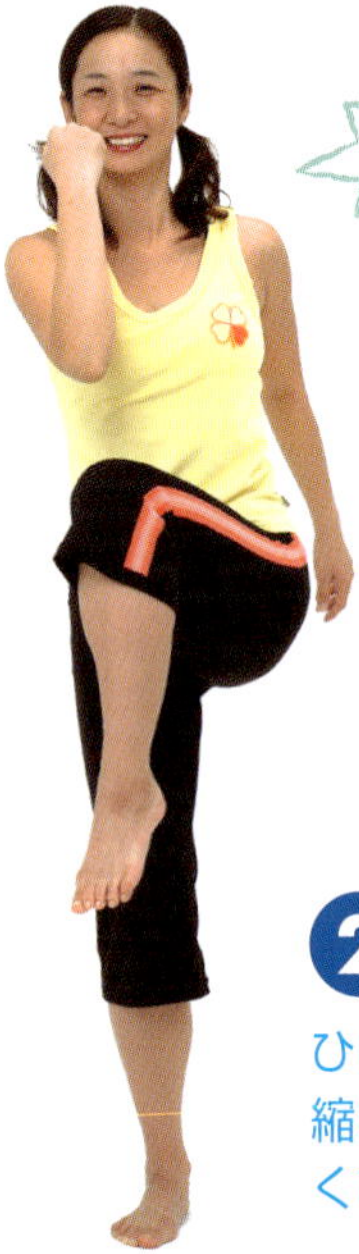

2

ひじとひざを近づけるように縮める。ひじとひざはつかなくてもよい

かい

3

反対側の手を伸ばす。
おなかとももの前側に
力を入れて

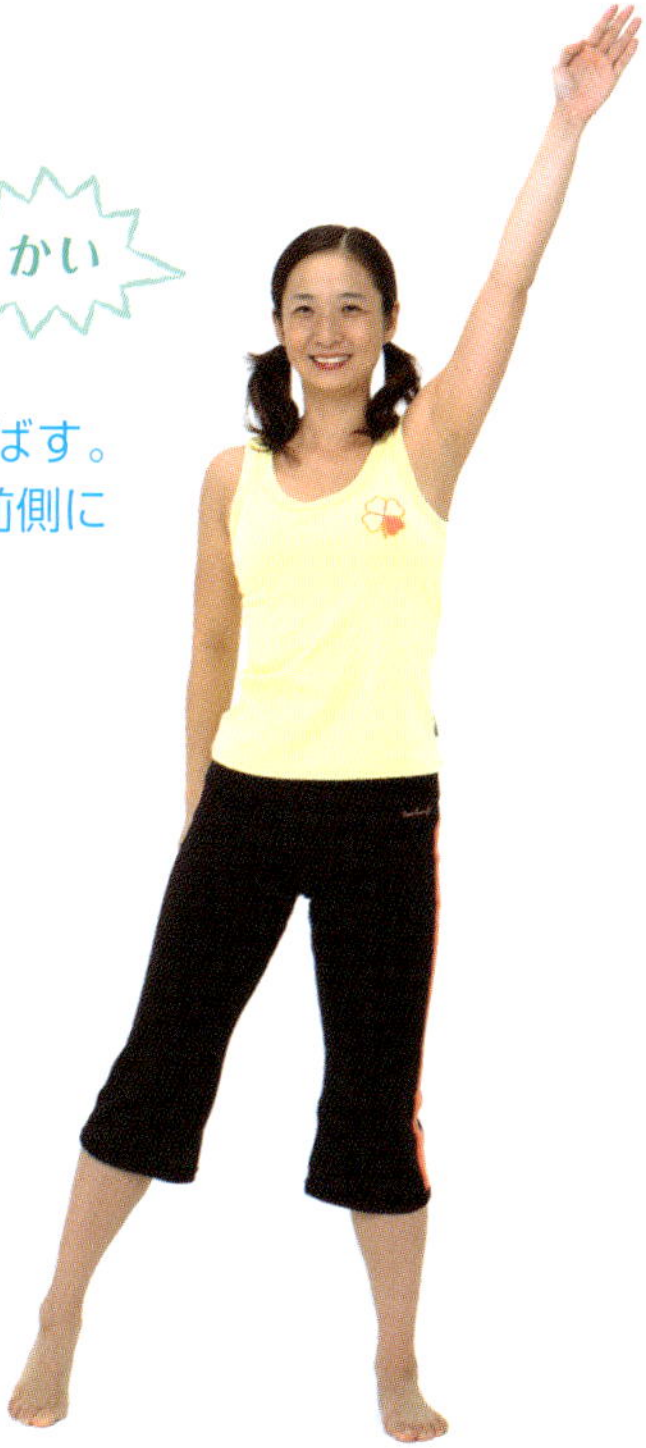

けつ

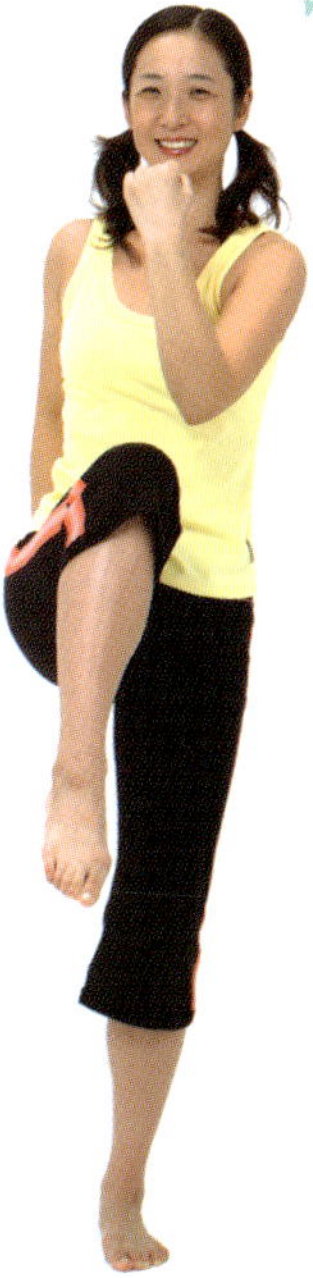

4

ひじとひざを近づけるように縮める。おなかの肉を撃退するイメージで

◎レベルアップ！
弾みながら行う

リズムにあわせて

♪ 1・2・3・4・5・6・7・8 ♪

・おなかは常にへこませるように意識する
・両手と片方のかかとを同時に前へ出し、同時に戻す
・8カウント×2回
・呼吸を止めない

リズ

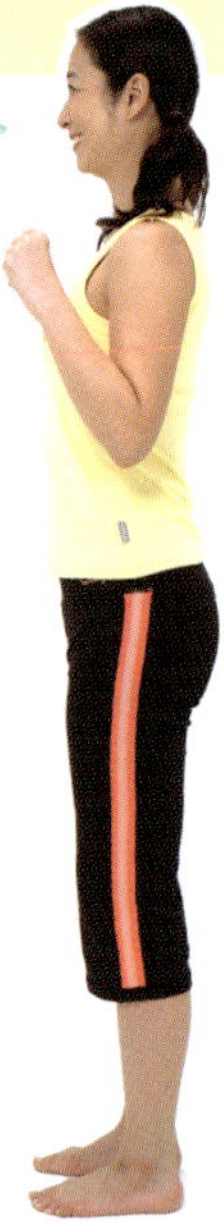

1

手は胸の前に置き、
足をそろえる

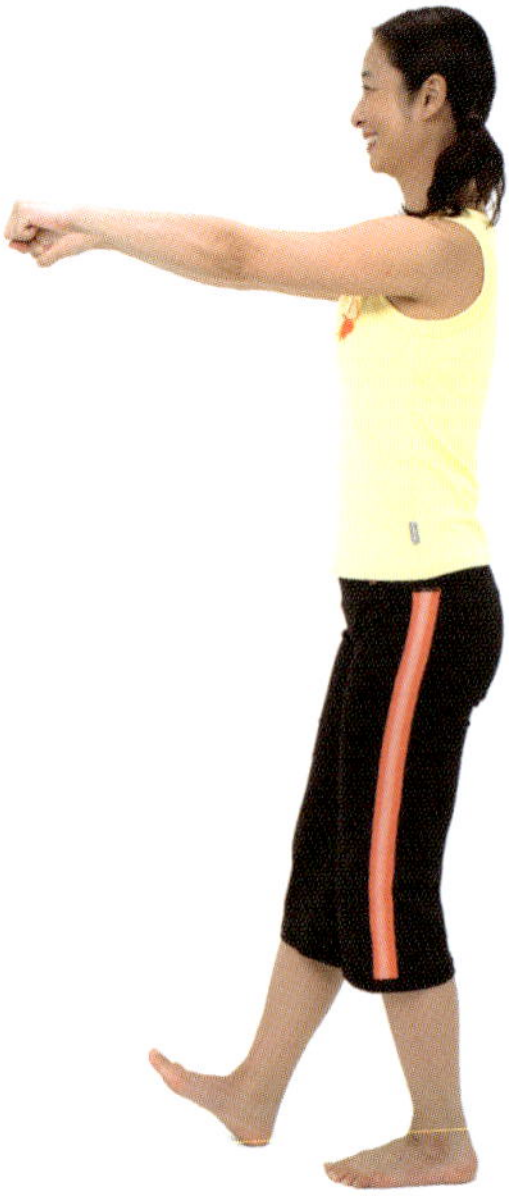

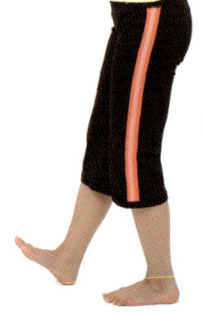

ムに

2

両手を前に伸ばし、片方のかかとをできるだけ遠くに出す。ひじは伸ばしきらなくてよい

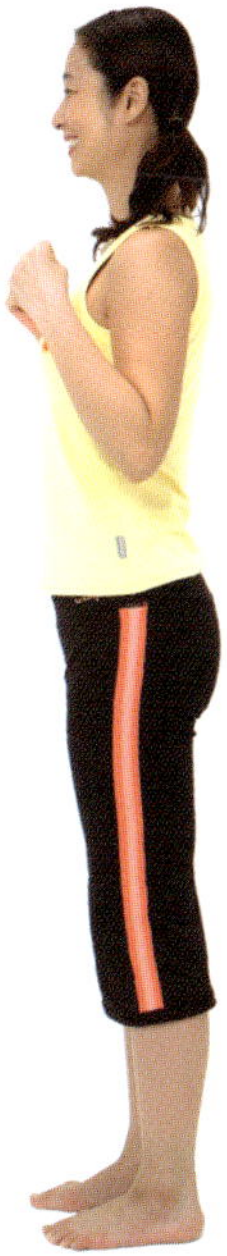

あわ

3

手足を戻す

せて

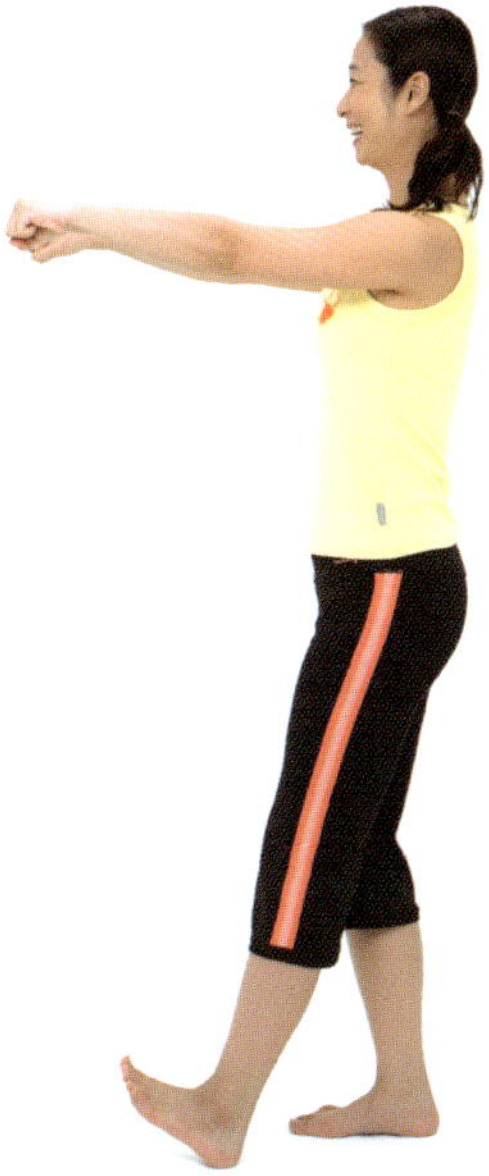

4

反対側の足を前に出す

◎レベルアップ！
弾みながら行う

ボディーをうごかせ

♪1・2・3・4・5・6・7・8♪

- おなかは常にへこませるように意識する
- その場かけ足をしながら、両手を肩から上に伸ばす
- 8カウント×2回
- 呼吸を止めない

ボ

う

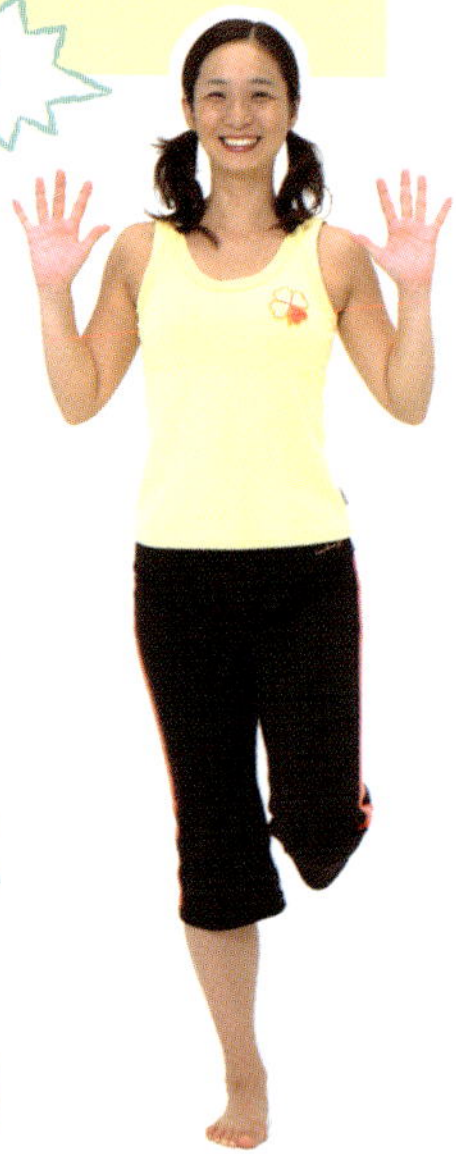

ディ

ご

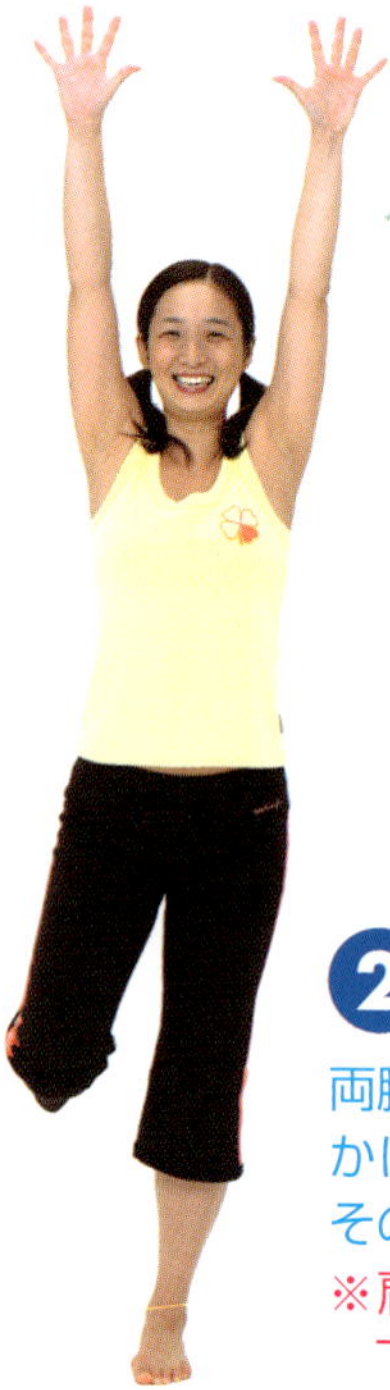

1

その場かけ足をする。手は肩の横に。おなかを引き上げるように意識する

2

両腕を上へ伸ばす。その場かけ足がきついようなら、その場足踏みでもOK！
※肩に痛みがある場合は、下半身のみでよい

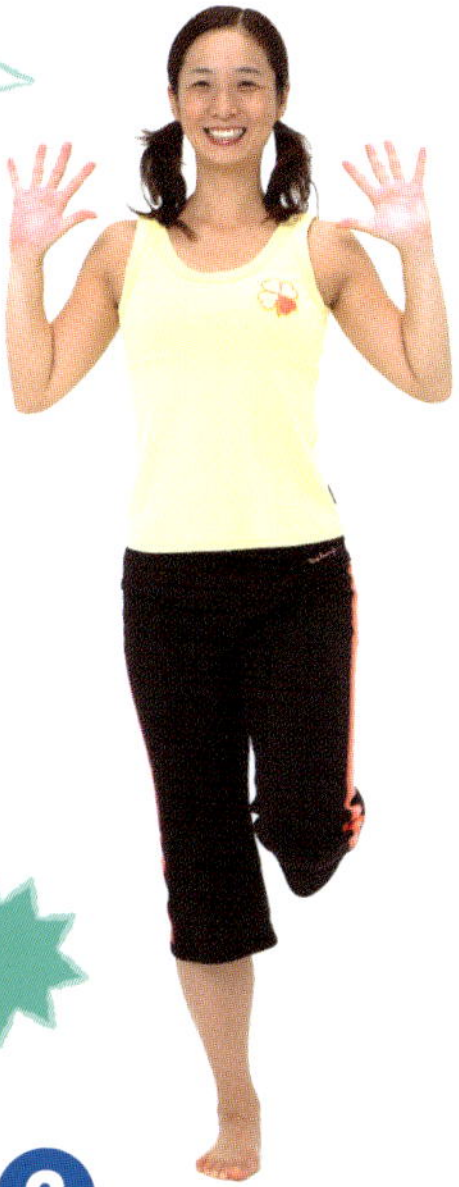

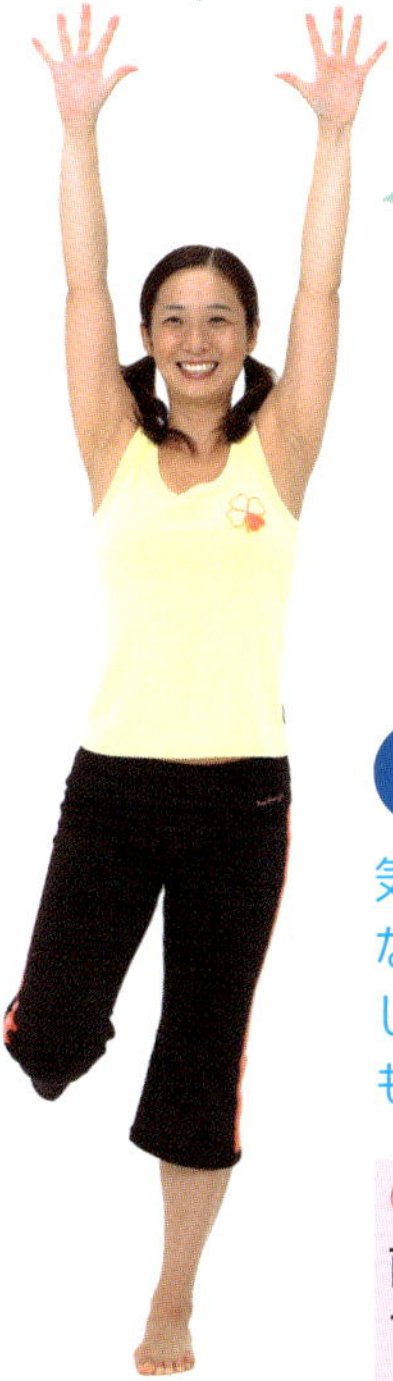

3

手を戻す。バランスを崩さないように注意する

4

気持ちよくかけ足をしながら腕を伸ばす。ひじは伸ばしきらなくてもよい

◎レベルアップ！
前後左右に方向を変えて歩く

できたらけんこう！

♪１・２・３・４・５・６・７・８♪

・おなかは常にへこませるように意識する
・ひざを軽く曲げ、体を小さく丸めたところから、大きくジャンプして手足を大きく広げる
・８カウント×２回
・呼吸を止めない

でき

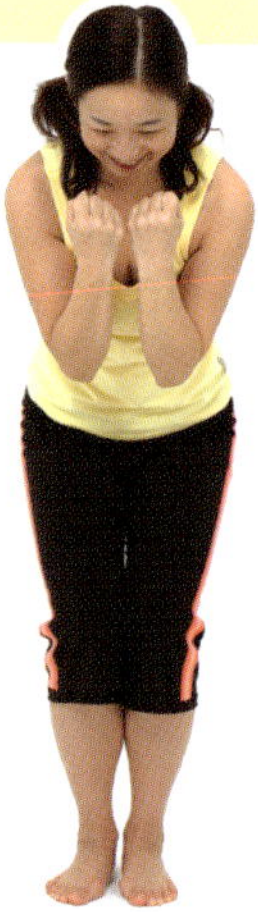

たら

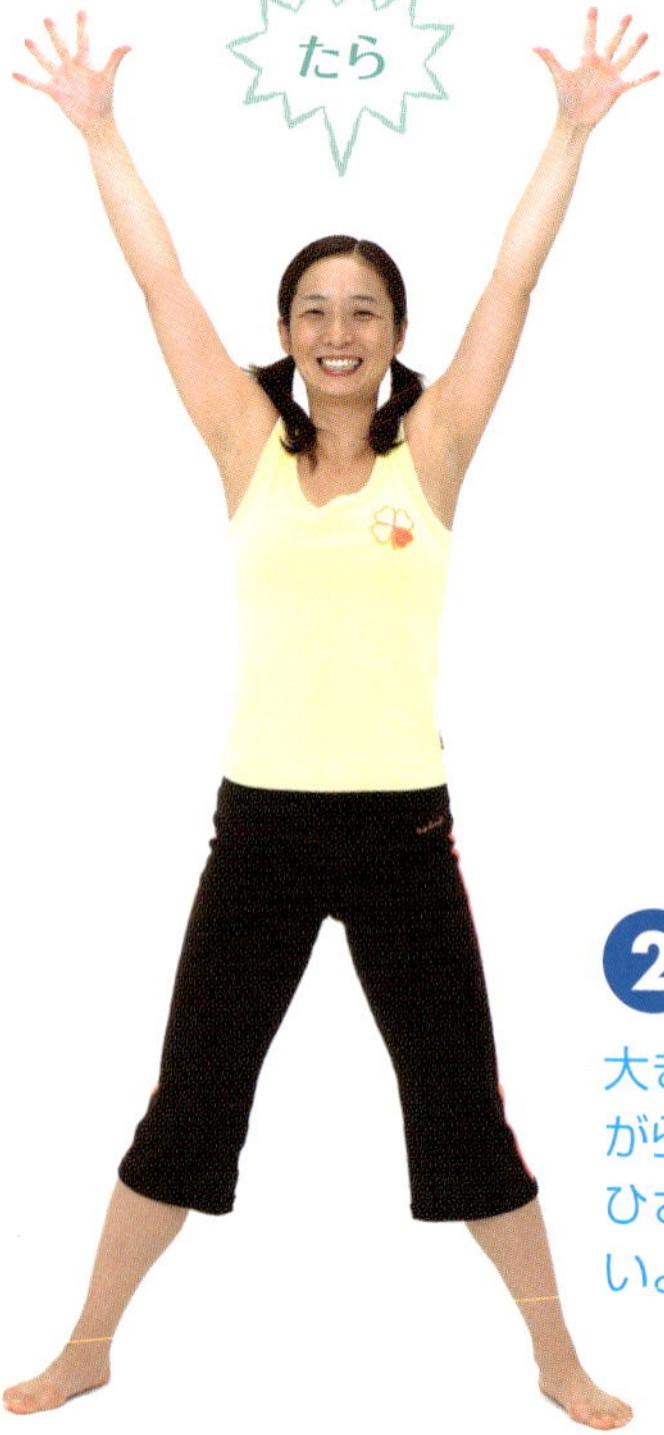

1

ひざと腕を軽く曲げ、体を小さく丸める

2

大きくジャンプしながら、手足を広げる。ひざを伸ばしきらないように

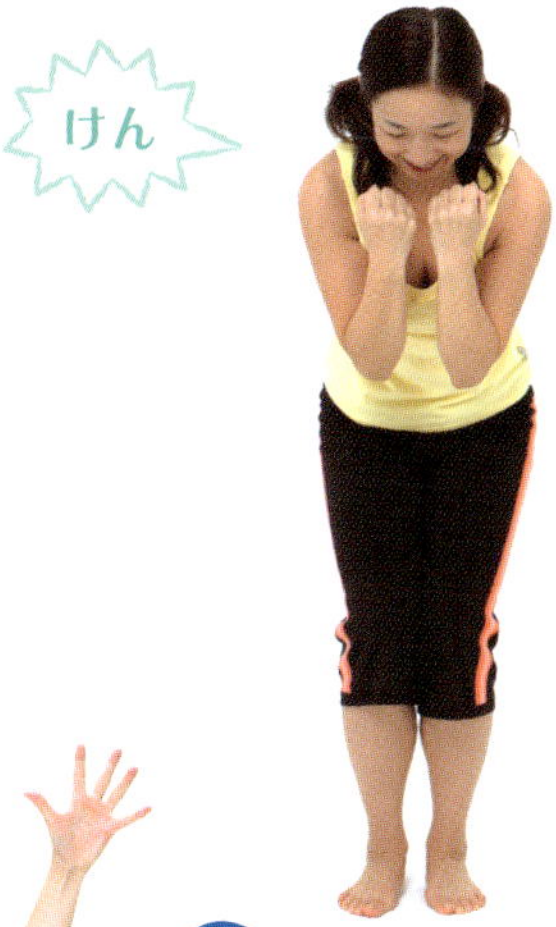

3

ひざと腕を軽く曲げ、できるだけ体を小さく丸める

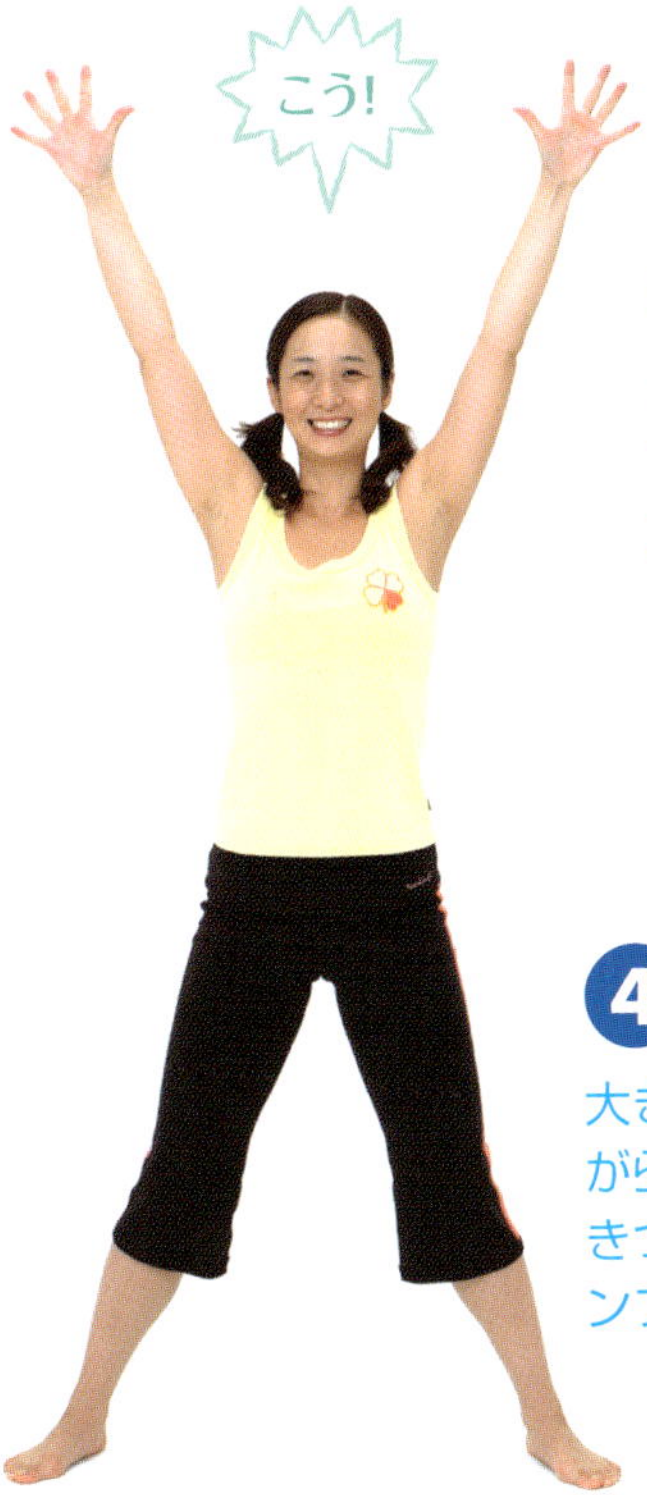

4

大きくジャンプしながら、手足を広げる。きついときは、ジャンプしなくてもよい

レベル３早見表

❶ メラメラ燃やそう

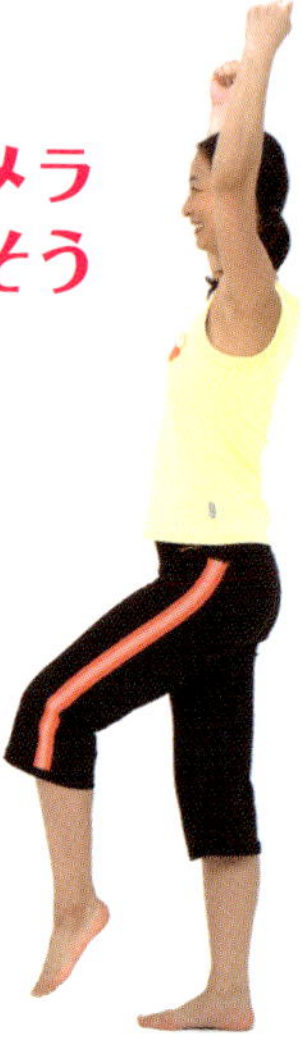

❷ 楽しくエアロビ

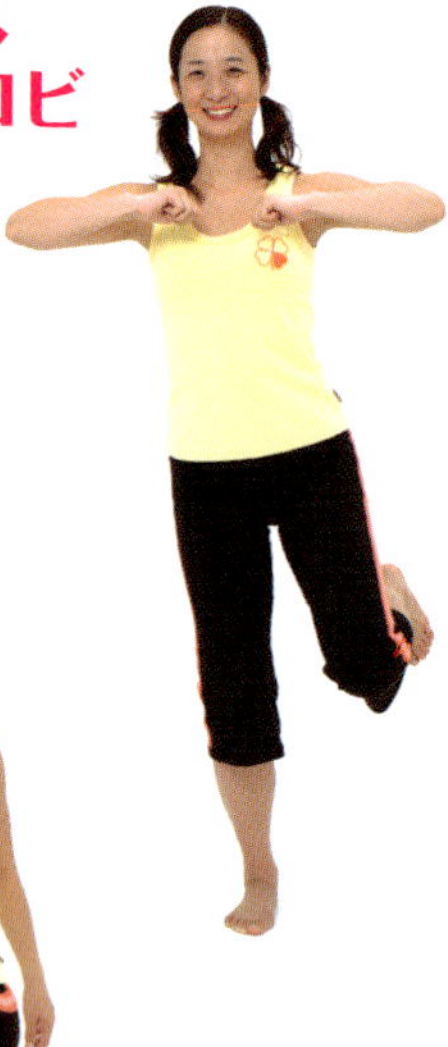

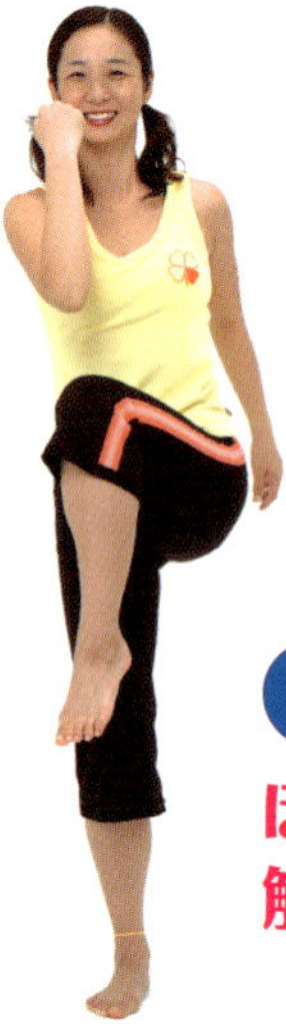

❸ ぽっこり解決

4

リズムに合わせて

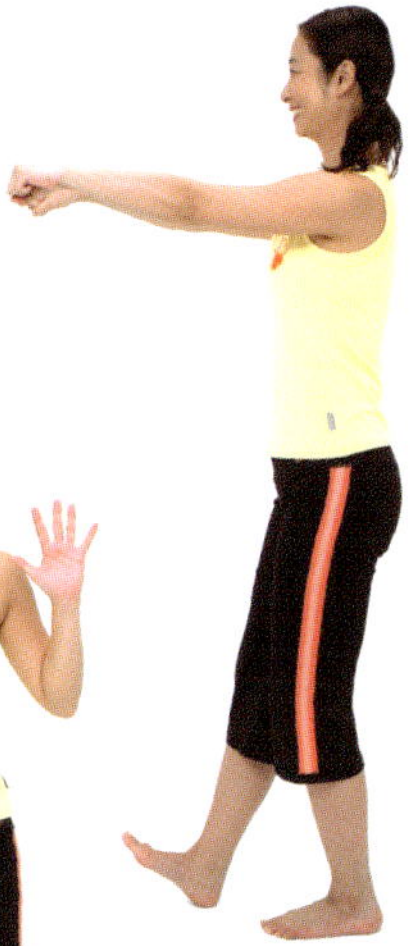

5

ボディーを動かせ

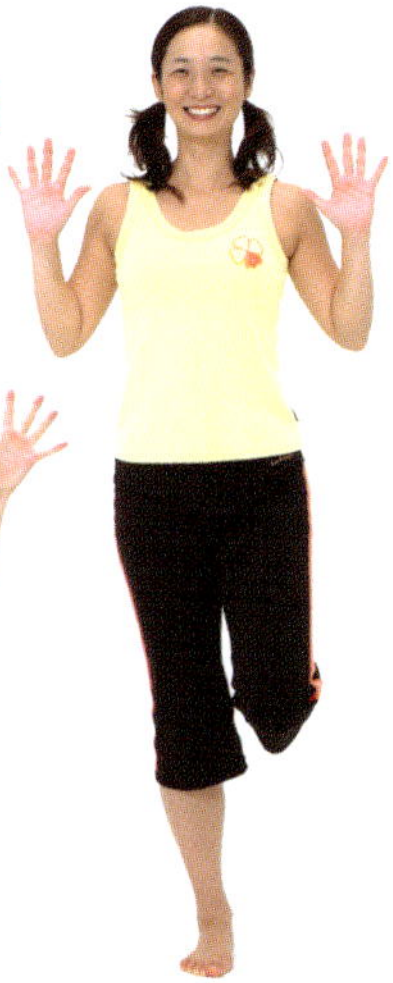

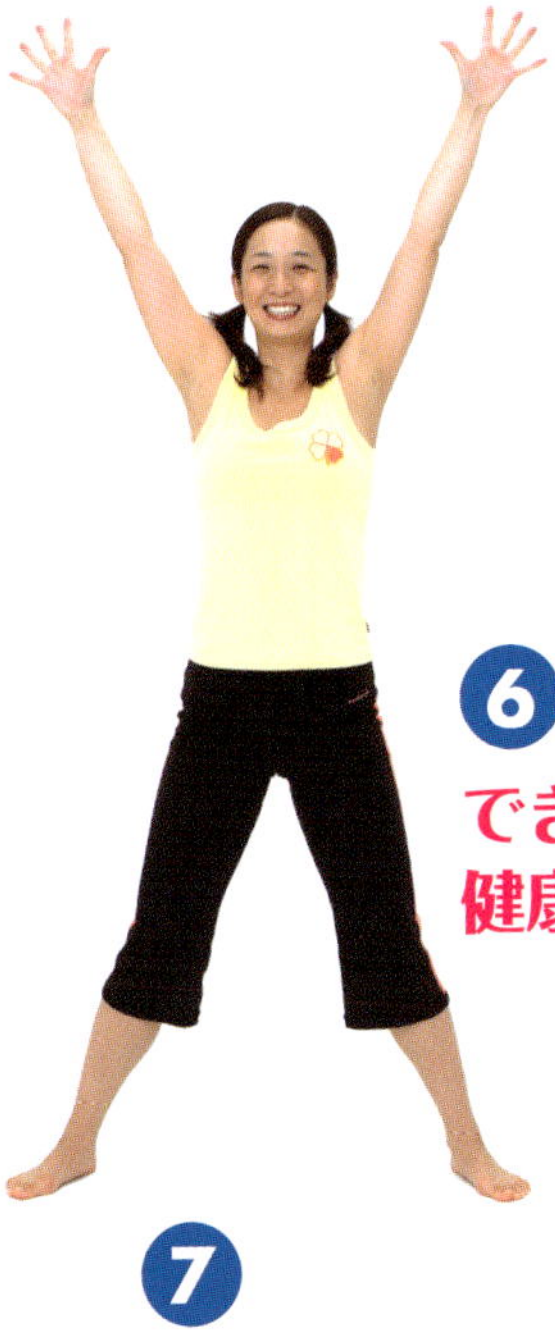

6

できたら健康！

7

その場足踏み（1分以上）＆深呼吸

※急に動きを止めないこと！

部分エクササイズ1

おなかぽっこり解消！

おなかぽっこりの原因は、食べ過ぎ、飲み過ぎ、便秘、内臓下垂、運動不足とさまざま。解消するには、ウォーキングなどの全身運動も適していますが、同時に部分エクササイズで腹部をきたえることで引き締まったおなかになるほか、姿勢がよくなったり、腰痛を予防する効果が得られます。

　腹筋にはおなかの前側だけでなく、体を横に倒すときやねじるときに使われる筋肉もあります。これらをバランスよくきたえることで、くびれも夢ではありません。

ポイント＆注意

- **できる回数からでよい（1日5回からでもOK）**
- **1回ずつていねいに行う**
- **おなかに力が入っているのを確認して**
- **腹筋はつきやすいので、効果が実感しやすい**
- **呼吸は止めない**
- **余裕が出てきたら回数を増やす**

腹筋（おなかの前側）　10回×2セット

筋トレ

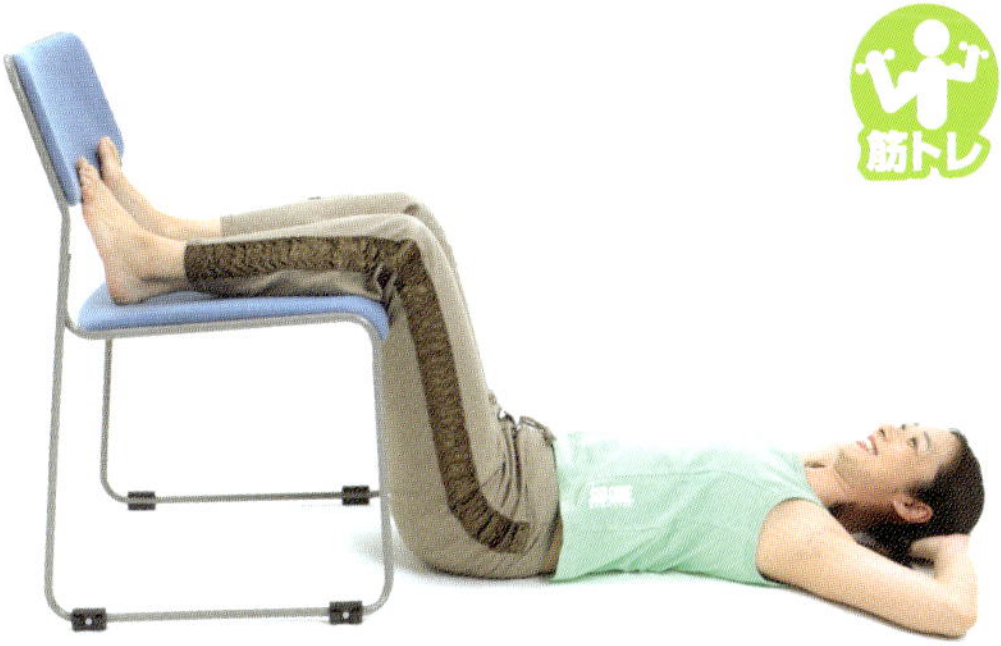

1

ひざ、股関節が90°になるように、両足をいすの座面に乗せる。両手は頭の後ろで軽く組んでおく

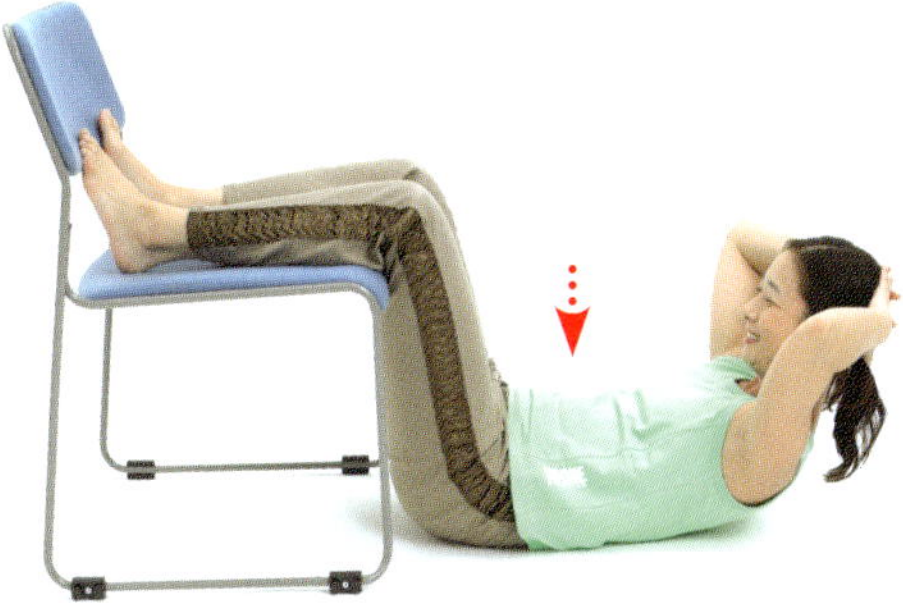

2

肩甲骨が床から上がるくらいまで、ゆっくり1・2・3・4と数えながら上体を起こす。5・6・7・8で戻す

立位上体ねじり（脇腹）

左右10回×2セット

筋トレ

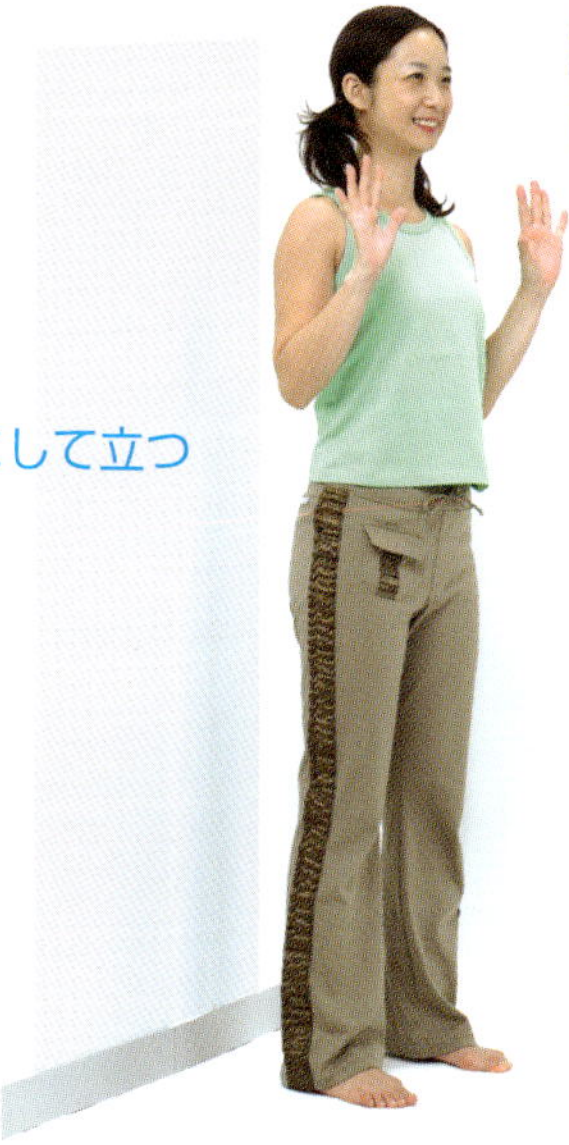

1

壁を背にして立つ

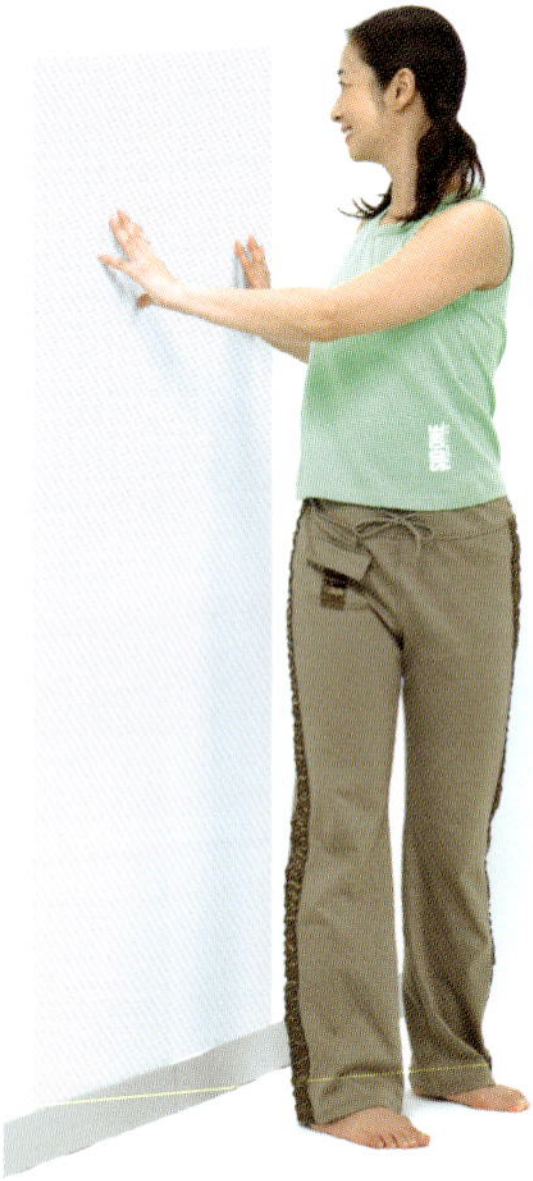

2

1・2・3・4と数えながら、両手を後ろにある壁に触るように上体をねじる。顔も一緒に後ろを向く。5・6・7・8で正面へ戻す。反対側も行う

もも上げ（腹筋下部）

10回×2セット

筋トレ

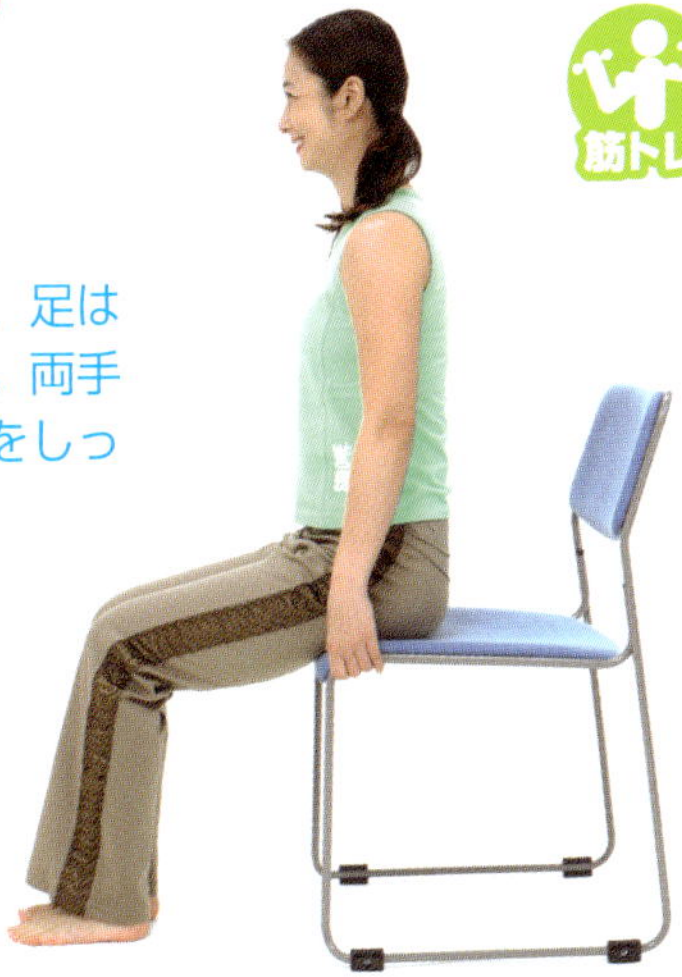

1

いすに座り、足は腰幅に開く。両手はいすの端をしっかり持つ

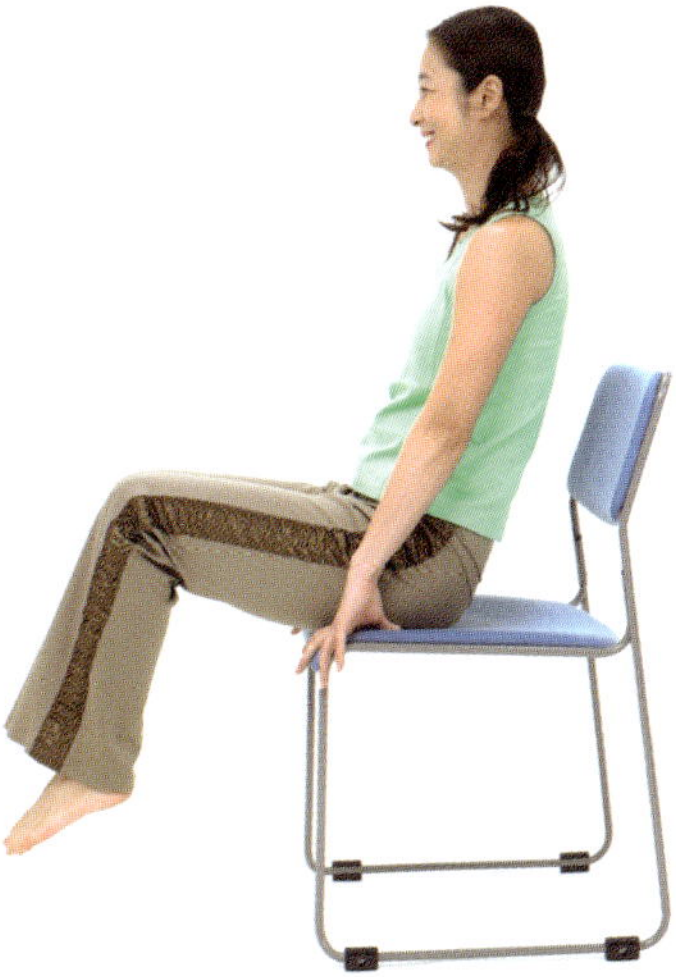

2

おなかに力を入れ、1・2・3・4と数えながら両ひざを持ち上げ、5・6・7・8で戻す。ひざは持ち上がるところまででよい。足首は楽にしておく

部分エクササイズ2 背中すっきり！

普段意識して使うことが少なく、自分ではなかなか見る機会がないため、やせている人でもつきやすいのが背中のぜい肉です。しかし、まわりの人からいちばんよく見られているのも背中（後ろ姿）なのです。

背中が引き締まり、背筋がシャキッと伸びていたら、年齢よりもずいぶん若く見られます。鏡に自分を映すときに背中もチェックしてみましょう。また、外に出たときは、緊張感をもって姿勢を正しましょう。

四つんばいバランス　左右10秒×2セット

筋トレ

手は肩幅、足は腰幅に開き、四つんばいになる。背中、お尻、おなかに力を入れ、右足をお尻と同じ高さでゆっくり伸ばす。安定したら左腕を耳につけるように伸ばす。反対側も行う。腰がそらないように

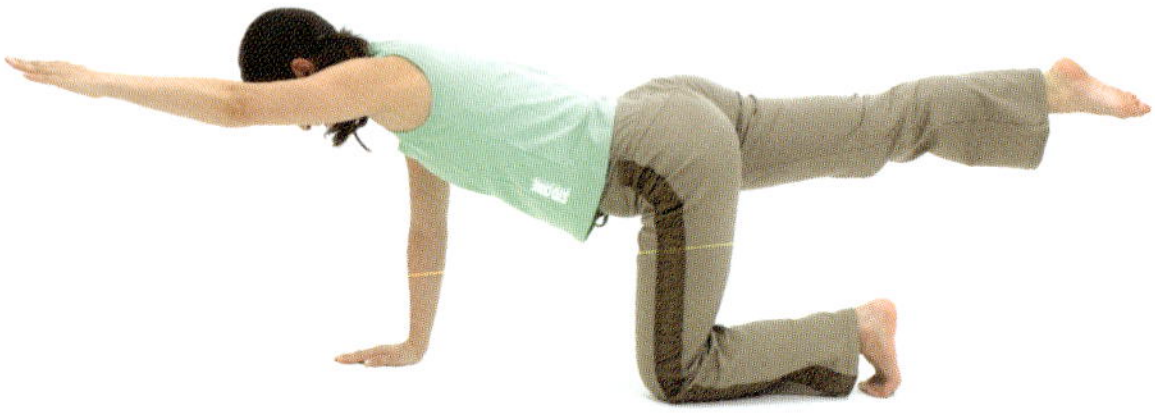

うつ伏せ上体起こし　15秒×2セット

ストレッチ

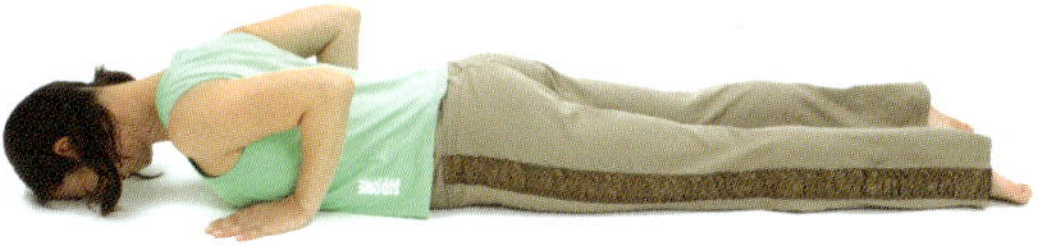

1

うつ伏せになり、両足は腰幅に開く。両手は胸の横にひじを天井へ向けておく

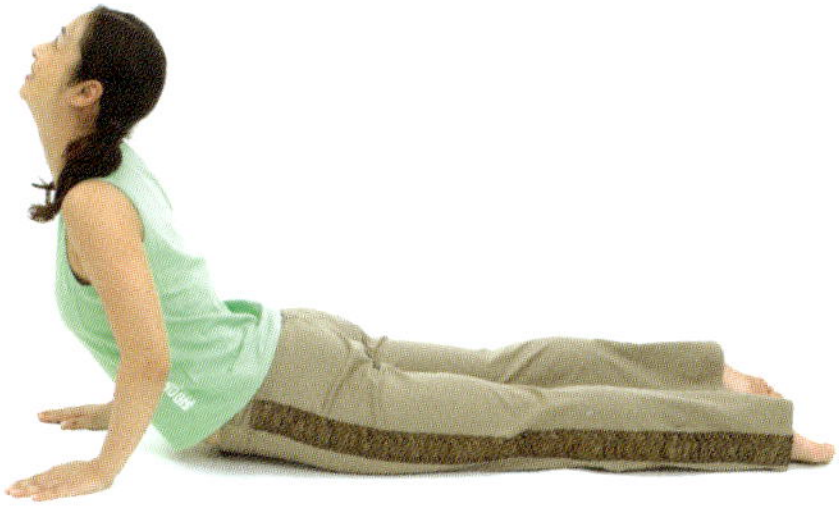

2

お尻に力を入れ、あごから上体を起こしていく。背面を意識して胸を張るように上体を持ち上げたまま、10～15秒保つ。ひじを伸ばし過ぎたり、上体を起こし過ぎない。また、勢いをつけて起こさないこと

※腰に痛みがある場合は中止する

部分エクササイズ3
二の腕ほっそり！

とくに女性が気にされるのは、おなかに次いで二の腕ではないでしょうか。

二の腕には上側と下側があります。上側は、日常よく使っているので引き締まっています。たとえば、かばんや買い物袋を持ち、ひじを曲げると上側の筋肉が使われているのを実感できるでしょう。

しかし、俗に「振り袖」と呼ばれる二の腕の下側は、あまり使われていないのでプヨプヨになりやすいのです。意識して動かして、「プルプル二の腕」にさよならしましょう。

ひじ押し　左右15秒×2セット

ストレッチ

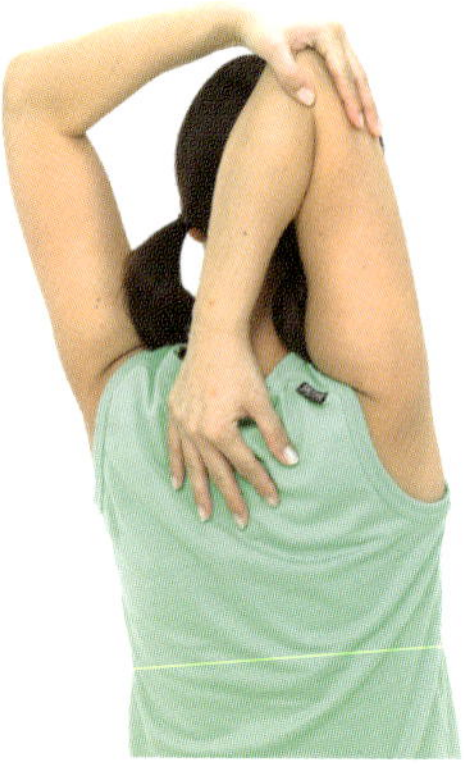

右手を頭の後ろへ回し、左手で右ひじを持つ。右手の指先は床に向け、右ひじをゆっくりと真下へ押す。反対側も行う

二の腕プッシュアップ　10回×2セット

筋トレ

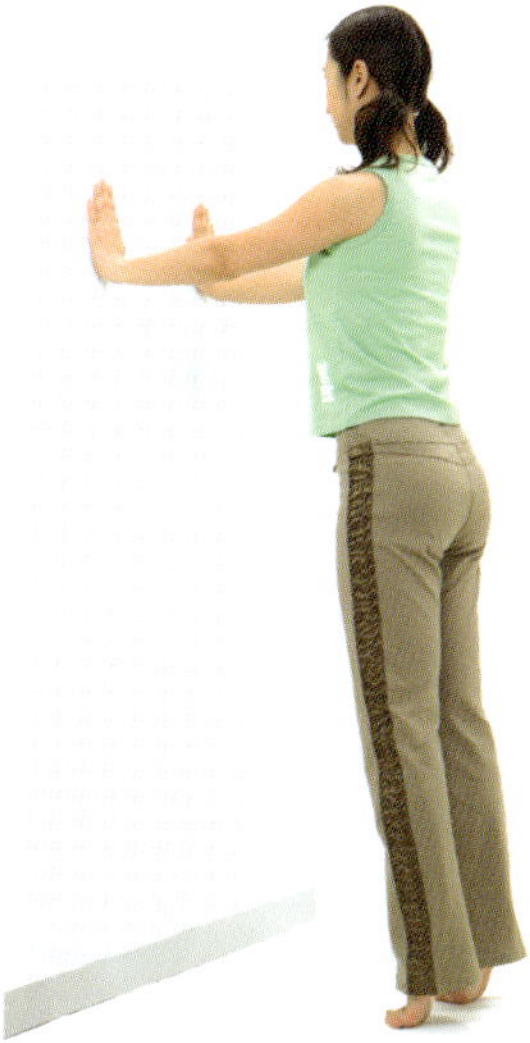

1

両手を壁につけ、ひじが伸びる位置まで足を後ろへ下げ、かかとを少し浮かす

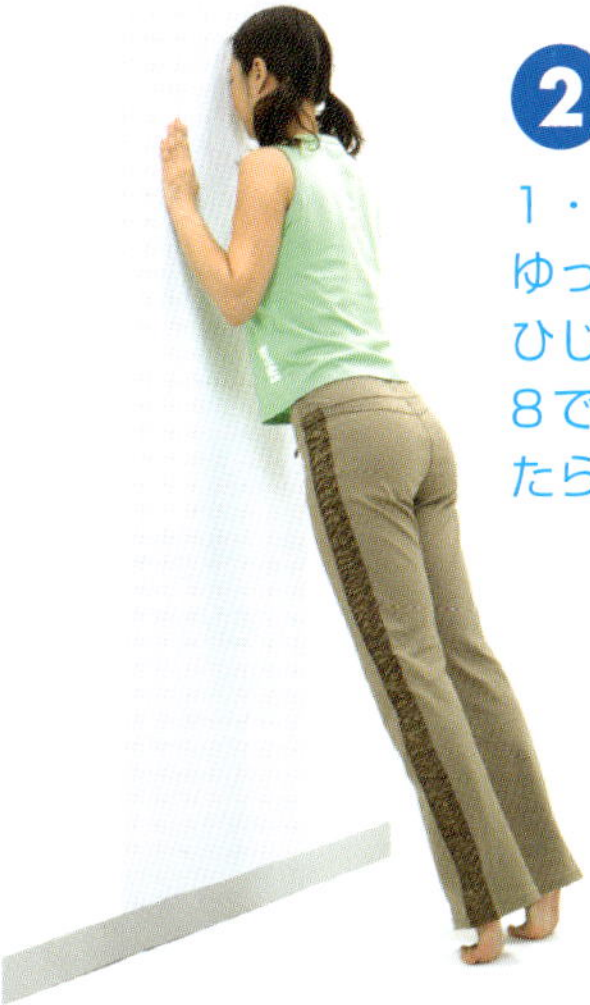

2

1・2・3・4と数えながら、ゆっくりと脇を締めた状態でひじを曲げる。5・6・7・8でひじを伸ばす。慣れてきたら、回数を増やす

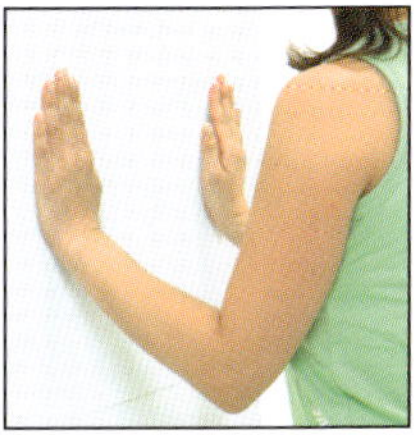

部分エクササイズ4

肩こり解消！

肩こりの原因は、眼精疲労や骨盤のゆがみ、同じ姿勢を長時間続ける、などさまざま。筋肉が収縮して硬くなると血行が悪くなり、疲労がたまることから起こります。

血行が悪くなると、新鮮な酸素が体のすみずみまで運ばれなくなってしまいます。よく「何もしないのに肩がこる」という方がいますが、「何もしない」とかえって血のめぐりが悪くなります。筋肉を積極的に動かして血行をよくしましょう。すべての動きは、座位、立位どちらでもかまいません。

肩伸ばし　左右15秒×2セット

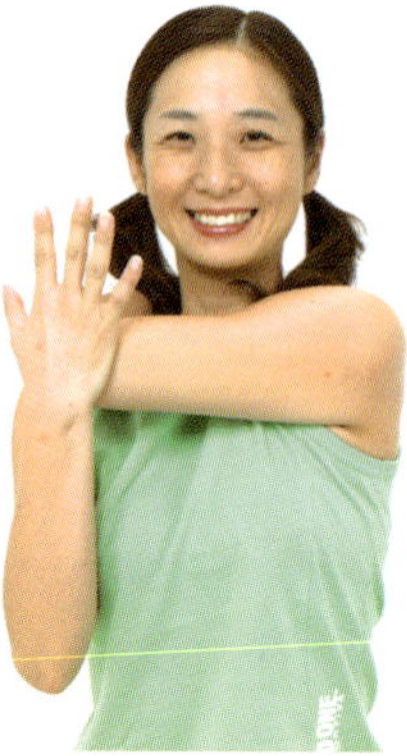

右手を左肩に乗せ、左手は右腕に添える。右腕が首に近づくようゆっくりと手前に押す。反対側も行う

首360°回し　左右各2回

ストレッチ

1周を10秒ぐらいかけて、ゆっくりと気持ちよいと感じる範囲で回す

※頸椎《けいつい》はデリケートなので、後ろに倒すときは無理をしないこと

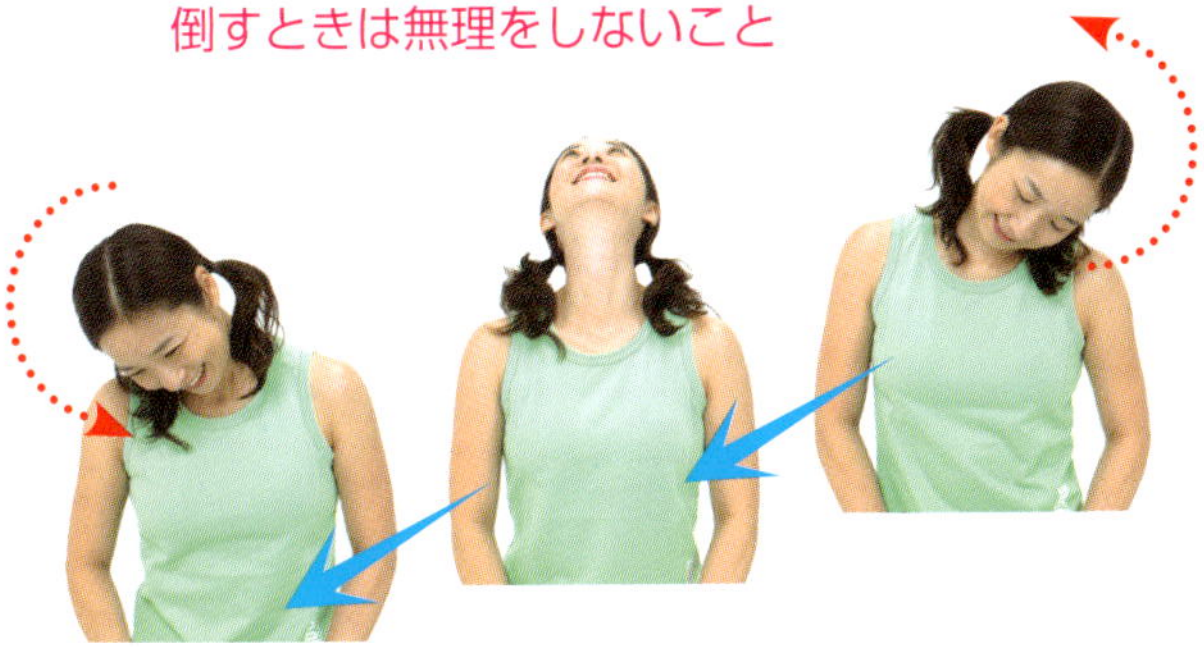

肩回し　前後各10回

ストレッチ

両腕は楽に下げておく。肩を耳たぶに近づけるように持ち上げ、緊張させたままゆっくりと後ろへ引く。首を長く保ち、胸を張って肩甲骨を意識しながらおろす。逆回転も行う

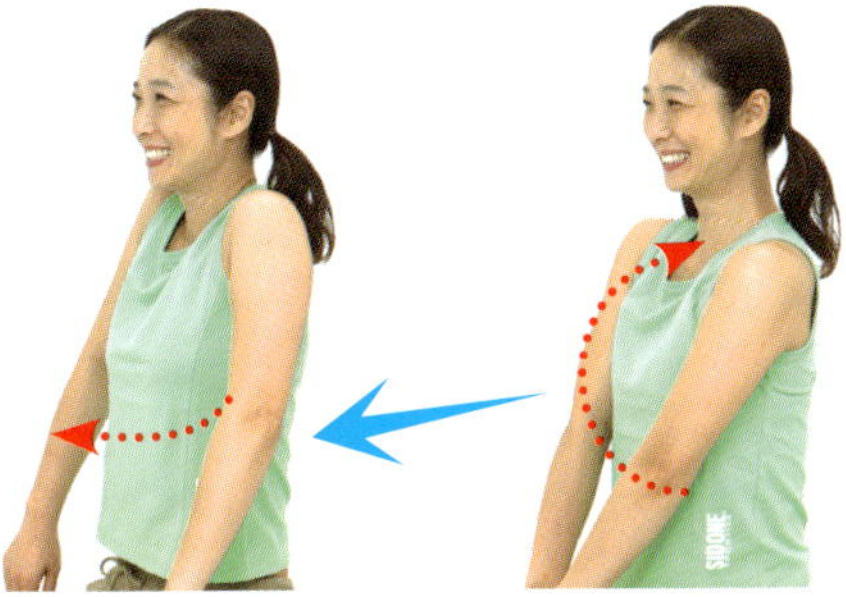

部分エクササイズ5

四十肩&五十肩の予防・解消！

四十肩・五十肩の原因は明らかにされていませんが、関節周りの筋肉や腱の炎症のようです。正式名称は「肩関節周囲炎」といいます。

日常生活だけでは限られた筋肉しか使われないため、それ以外の筋肉は固まってしまいます。ストレッチや適度な運動を行うなど、意識して動かさないと、扉の蝶番《ちょうつがい》のように油ぎれで悲鳴をあげてしまうのです。

いつもと違う動かし方で、隅々の筋肉を使ってあげることが予防策になります。

肩ねじり　左右各10回×2セット

ストレッチ

腕を体から少し離し、腕のつけ根から手のひらを外側、内側にゆっくりとねじる

※肩に痛みがあるときは中止する

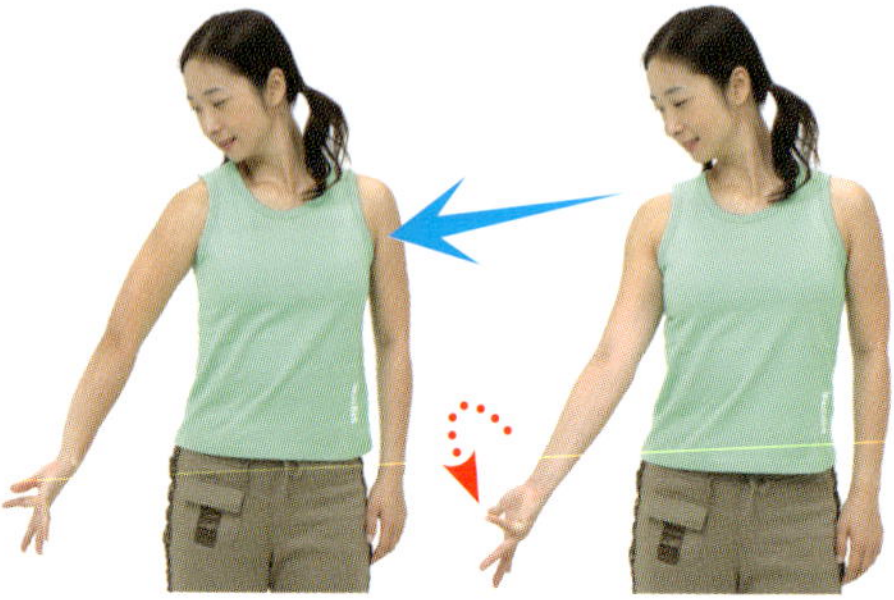

肩回し　左右5回×2セット

横向きに寝て、両ひざは曲げ、手は体の前で重ねる。上側の手を大きな円を描くようにゆっくりと回す。顔は正面に（慣れてきたら指先を目で追う）。肩が回しにくいときは、ひじを曲げたり、浅く回してもよい。逆回転も行う

※「腰に負担のかからない起き方」p120参照

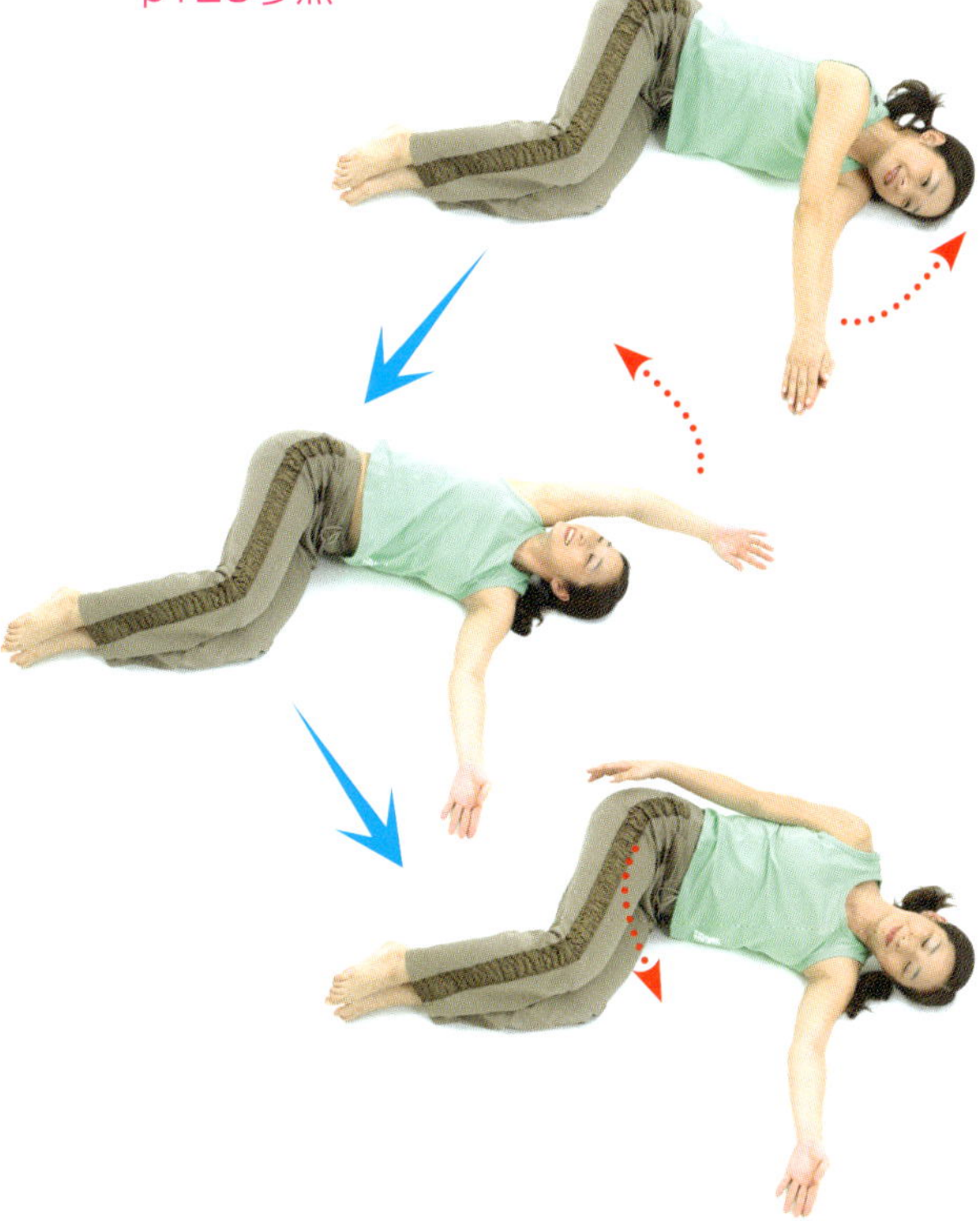

部分エクササイズ6

腰の痛み解消！

長時間同じ姿勢でいると、腰周辺（背中、腰、お尻）が重たくだるくなりませんか？これは日頃からの運動不足が原因です。腹筋や背筋が低下して正しい姿勢を保持できなくなるのです。

常に姿勢をよくし、同じ姿勢から時々解放しましょう。腰に手をあてがい、少し後ろへ反ってみたりしましょう。

また、たびたび猫背になっていないかを確認し、おなかに力を入れて背筋を伸ばしましょう。

腰に負担をかけない起き方

あお向けなどから、横向きにひざを曲げ体を小さくする。手を床につき、体を丸め、頭が最後になるように、できるだけゆっくりと起きる

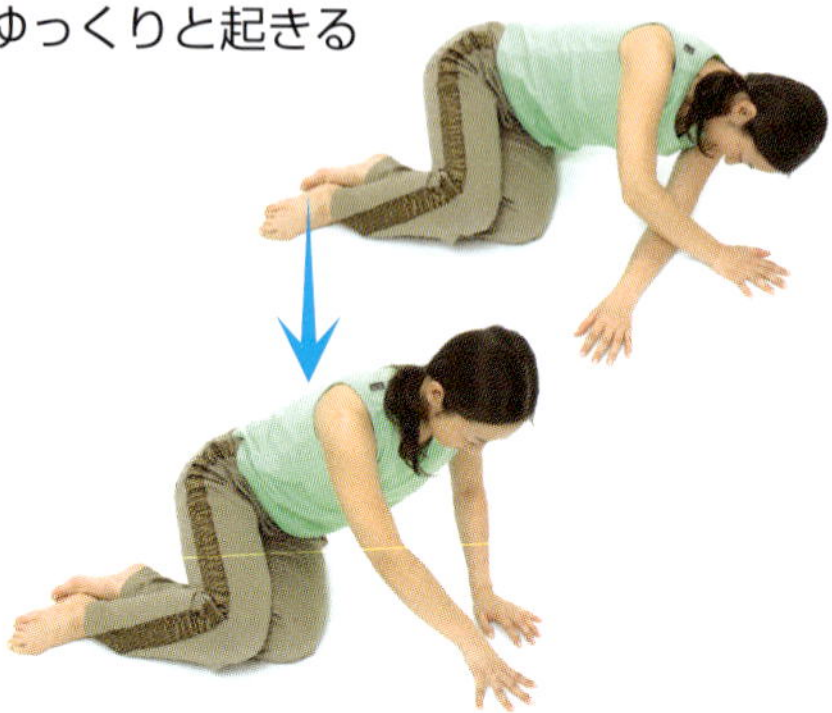

骨盤回し　左右交互に10回×2セット

ストレッチ

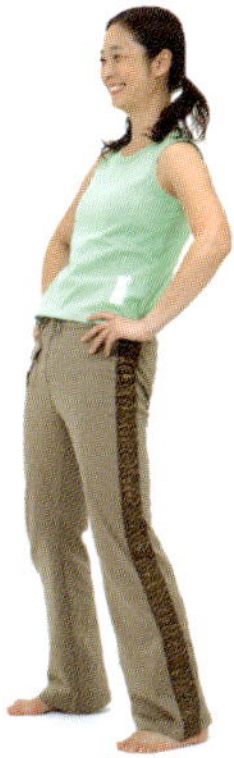

1

足は腰幅より広めに開き、おなかだけをつき出す

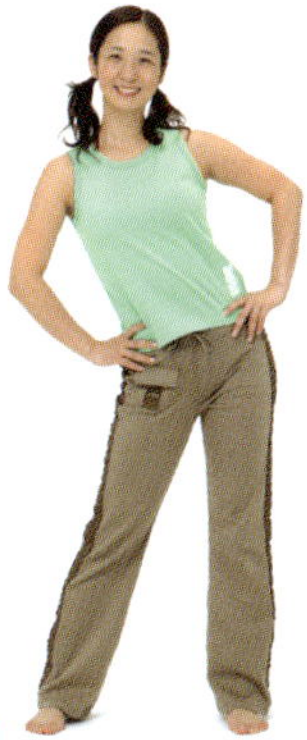

2

腰骨を横へつき出す

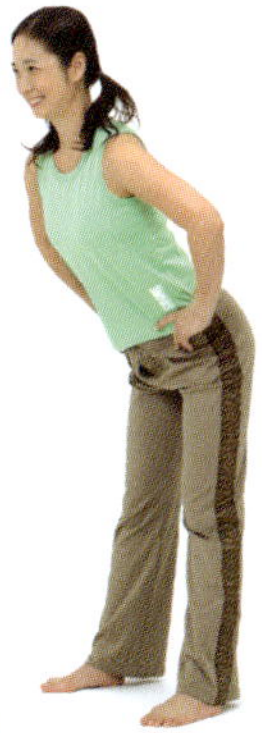

3

お尻を後ろへつき出す

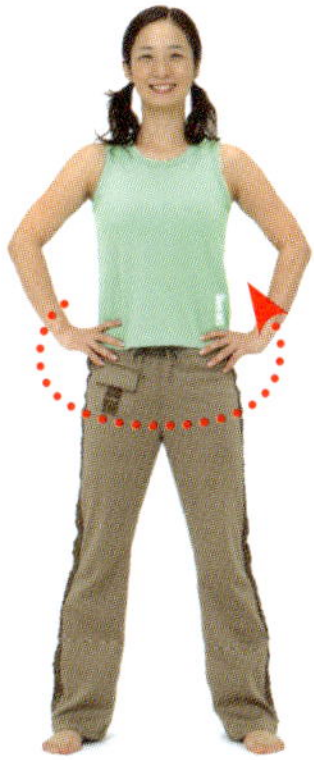

4

ひざは伸ばしたまま、骨盤で床に円を描くようにゆっくりと回す。逆回転も行う

上半身ぶらさげ　15秒×2セット

ストレッチ

いすの座面の前半分に座り、足を腰幅より広げる。上半身を両足の間にゆっくりおろし、床に手をついて腰周辺が伸びるのを感じる。起きるときは頭が最後になるようにゆっくりと

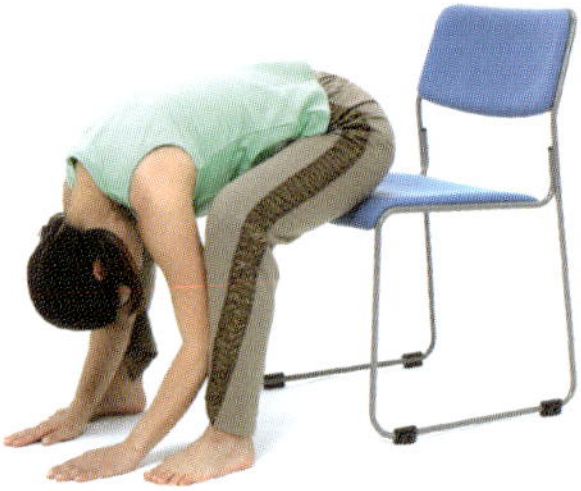

ウエストねじり　左右15秒×2セット

ストレッチ

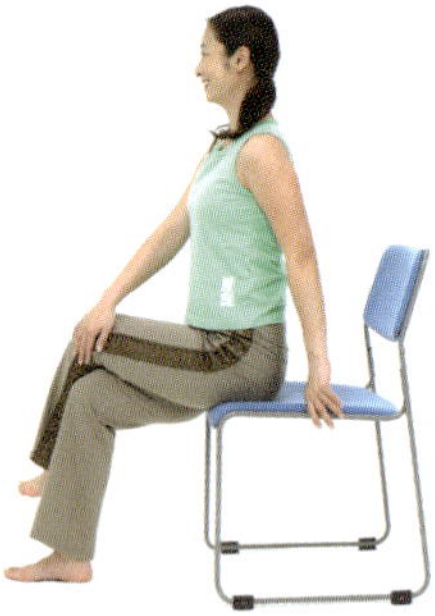

1

左足を右足へ深くかける。右手は左ひざにおき、左手はいすの座面後ろにつく

2

上半身をウエストからゆっくりひねる。戻すときもゆっくりと。余裕があれば、ねじったときに顔は正面を向いたままにする

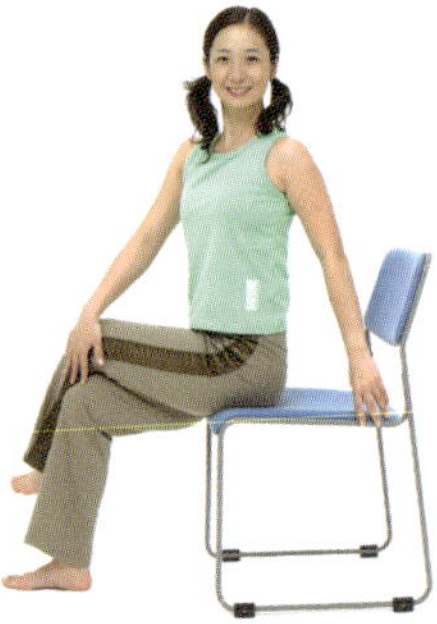

いすを使った腹筋　10回×2セット

1

いすの座面の前半分に座り、足を腰幅に広げる。両手はももの上に置くか、いすの端を持つ

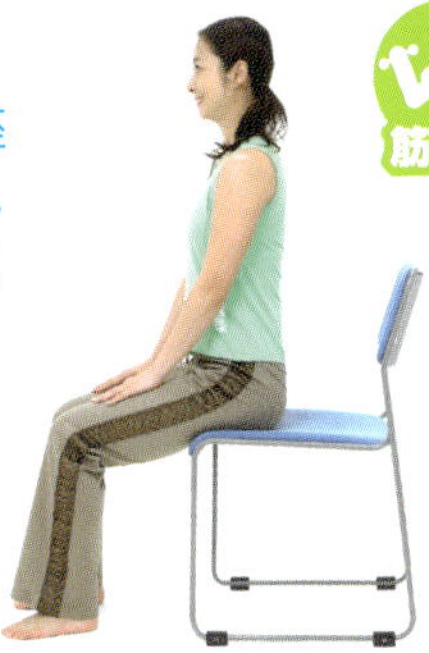

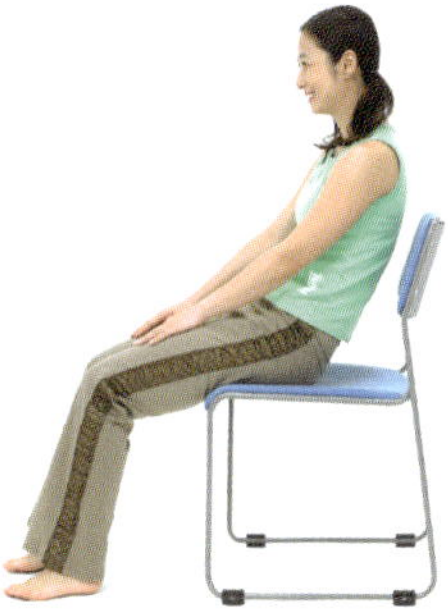

2

あごを引いておなかに力を入れる。背中を丸め、ゆっくりといすの背もたれに近づけてギリギリで止める。2～3秒キープ

腰伸ばし　左右15秒×2回

片ひざを両手で持ち、ゆっくり胸へ引き寄せる。お尻から背中にかけて伸びるのを意識して。ひざを持ちにくい場合は、ももの裏を持ってもよい。反対側も行う

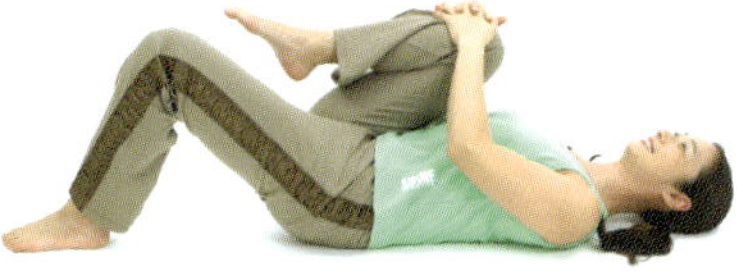

部分エクササイズ7

ひざの痛み解消！

ひざの痛みは変形性関節症などの整形外科的な原因を除き、姿勢の悪さや足の筋力不足がおおいに関係します。

姿勢が悪いまま運動を続けると、肩こり・ひじ痛・腰痛になり、さらにはひざ痛へと発展するので注意が必要です。またひざ周りの柔軟性や筋力がないと、足の曲げ伸ばしがつらくなります。

ひざ痛を予防するには、ひざ関節を守る太ももの筋力を強化し、ひざ周辺の柔軟性をつけることが大切です。

ひざ伸ばし　左右15秒×2セット

片足を伸ばし、かかとを床へつけ、つま先を天井へ向ける。ひざの裏を伸ばすように、両手で伸ばした足のももを上から押す。反対側も行う

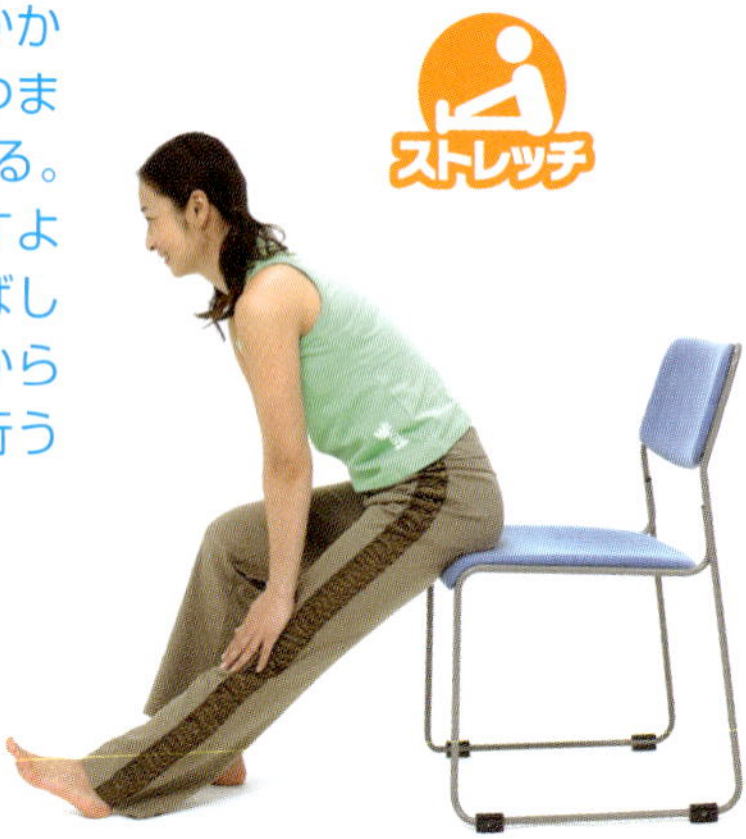

水平ひざ伸ばし　左右10回×2セット

1

足は腰幅に開き、両手はいすの端を持つ

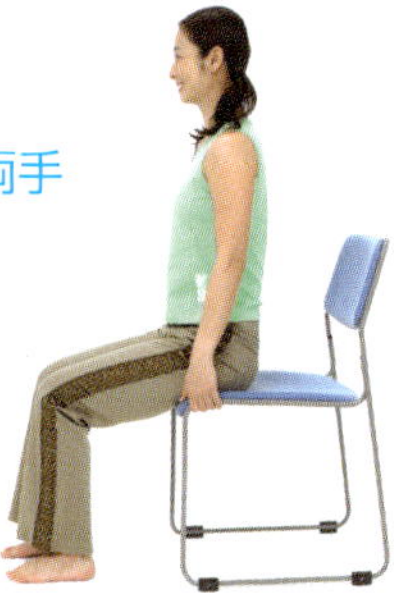

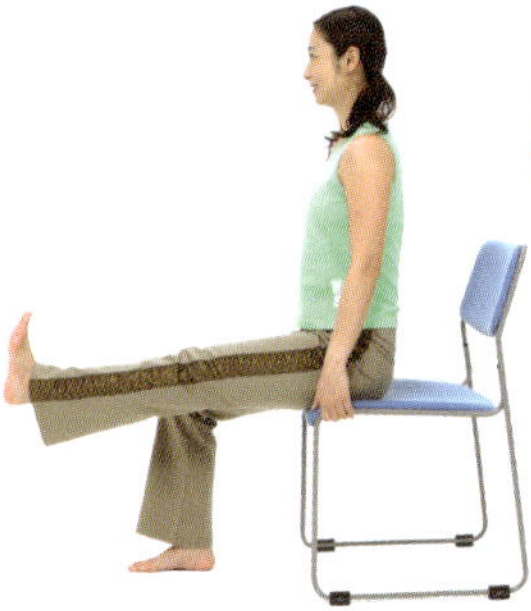

2

太ももの前側に力を入れ、片足を1・2・3・4でゆっくりと持ち上げ、5・6・7・8で戻す。反対側も行う

スクワット　10回×2セット

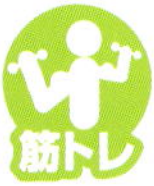

1

足は腰幅に開き、手はももに置く。背中をまっすぐにし、おなかに力を入れる

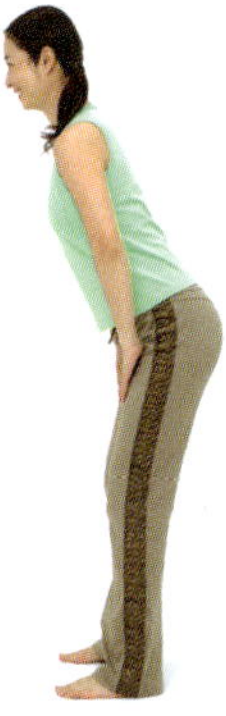

2

お尻をつき出し1・2・3・4でひざを曲げ、5・6・7・8で戻す。もも前面に力が入る程度でよい。つま先よりひざが前に出ないように

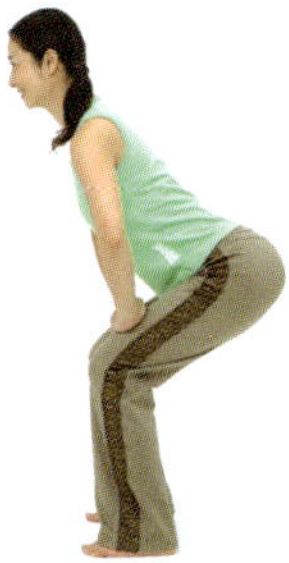

部分エクササイズ8

手足の冷え解消！

冷え性は女性に多いといわれていますが、最近では男性にも多いようです。原因は、低体温、ホルモンバランスの崩れ、自律神経の働きの低下、職場や家庭でのストレスなどさまざまです。

冷えをほうっておくと体の働きの低下につながります。体を温める食事や服装の工夫に加え、積極的に体を動かして代謝を上げ、冷えを改善しましょう。

運動することによって血行がよくなり、体が温まります。

足指タオルつかみ体操

タオルを広げ、足指でタオルをつまみ自分のほうへたぐり寄せる。足がつらないように注意

30秒×2セット

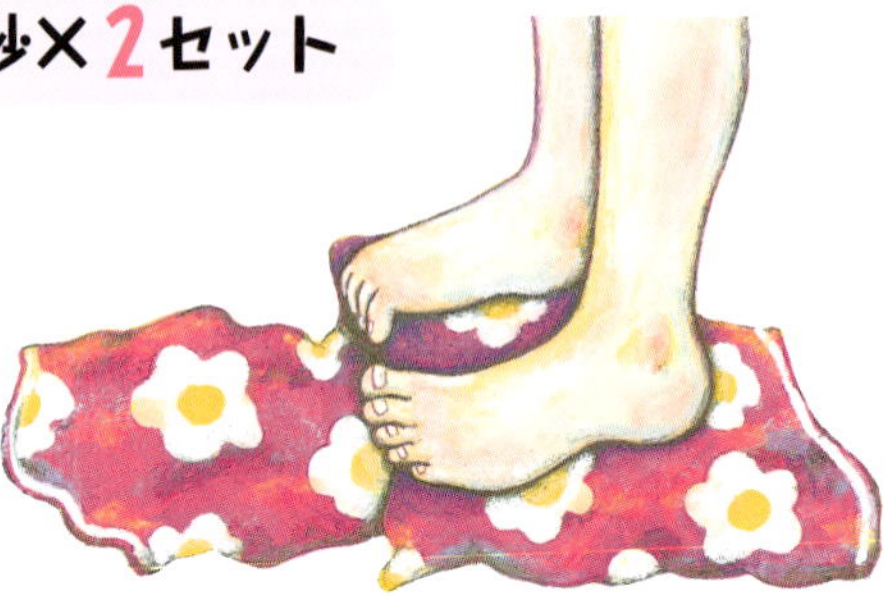

お尻歩き　前後10歩×2セット

足を伸ばして座る。ひじを曲げ、おなかに力を入れてひざを少し持ち上げたら、お尻を片方ずつ持ち上げて後ろへ進む。前進も行う

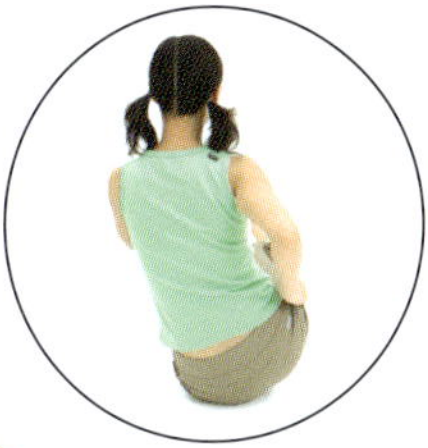

後ろから見たところ

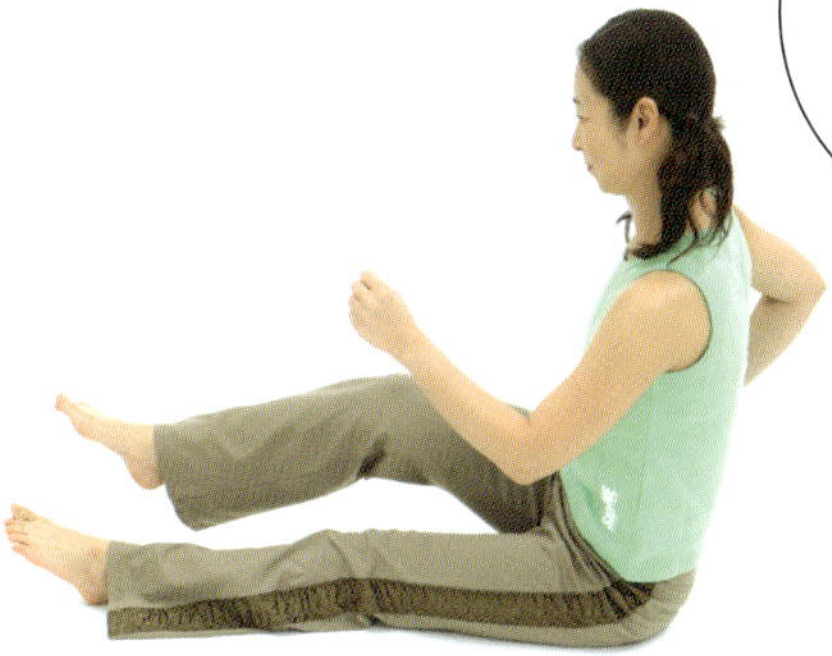

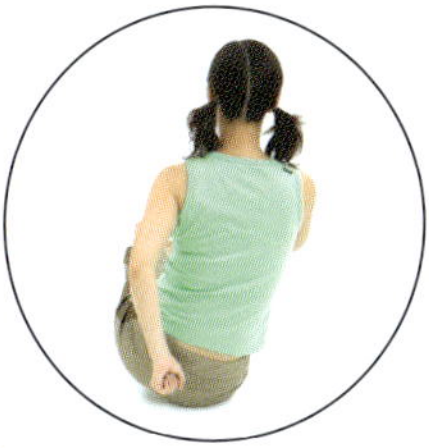

後ろから見たところ

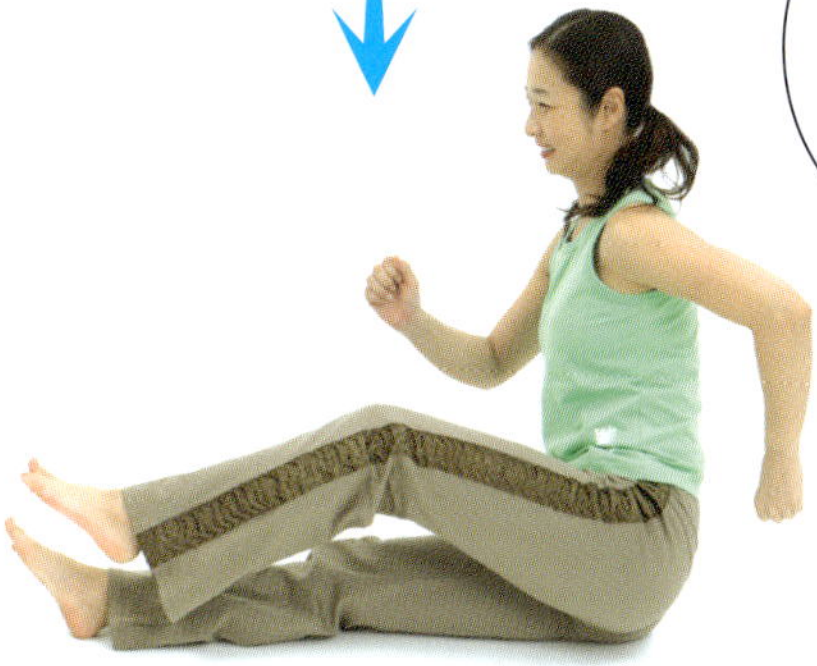

かんたんストレッチ

運動の後に行う整理体操

運動後のストレッチは、血液の循環をよくし、疲労回復の促進や筋肉痛の予防効果があります。質のよい筋肉を作るためにもじっくりと時間をかけて体を伸ばしましょう。

最初は体が硬くても、少しずつ続けていけば、自然に関節や筋肉が目覚めます。運動が苦手な方はここからはじめてみましょう。ストレッチはいつでもどこでもできるもので、1日の疲れを癒すのにも最適です。毎日の習慣に取り入れてみましょう。

ポイント＆注意

- **反動はつけない**
- **気持ちよいと感じる程度に伸ばす**
- **1動作につき15～30秒保つ**
- **呼吸は止めない**
- **伸びている部位を意識する**
- **自分のペースを守り、無理をしない**
- **できるものから、できる範囲でよい**

ストレッチ

ふくらはぎ伸ばし

壁を押すように両手をつき、片足を後ろに引く。足の裏で床を押すように、アキレス腱からふくらはぎにかけて伸ばす。反対側も行う

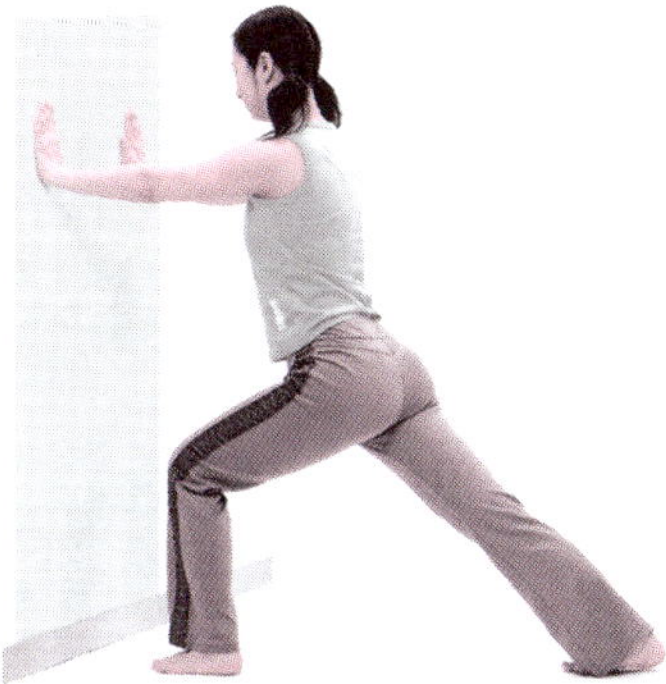

ももの前側伸ばし

左手を壁につき、右手で右足を持って、かかとをお尻へ引き寄せる。このとき右足のひざは床を向くようにする。反対側も行う。腰がそらないように注意する

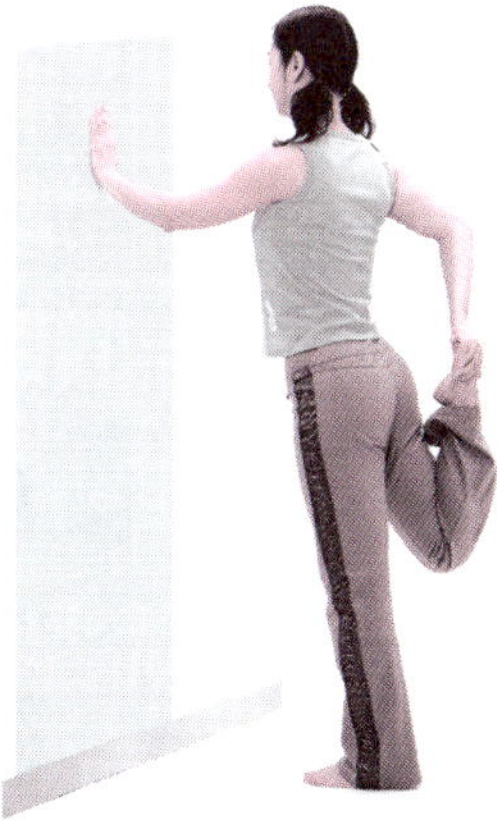

ももの裏側伸ばし

両足を伸ばして座り、背中をできるだけ伸ばす。手で足首やつま先を持って、上体をゆっくり前へ倒す。手が足首やつま先に届かない場合は、ひざを曲げるか、足を腰幅に開く

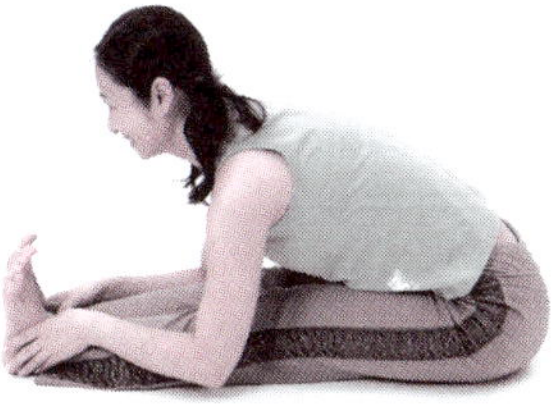

お尻伸ばし

1

足を組み、両方のお尻を床につけるようにして座る。左足を前に出し、手を添えるように置く

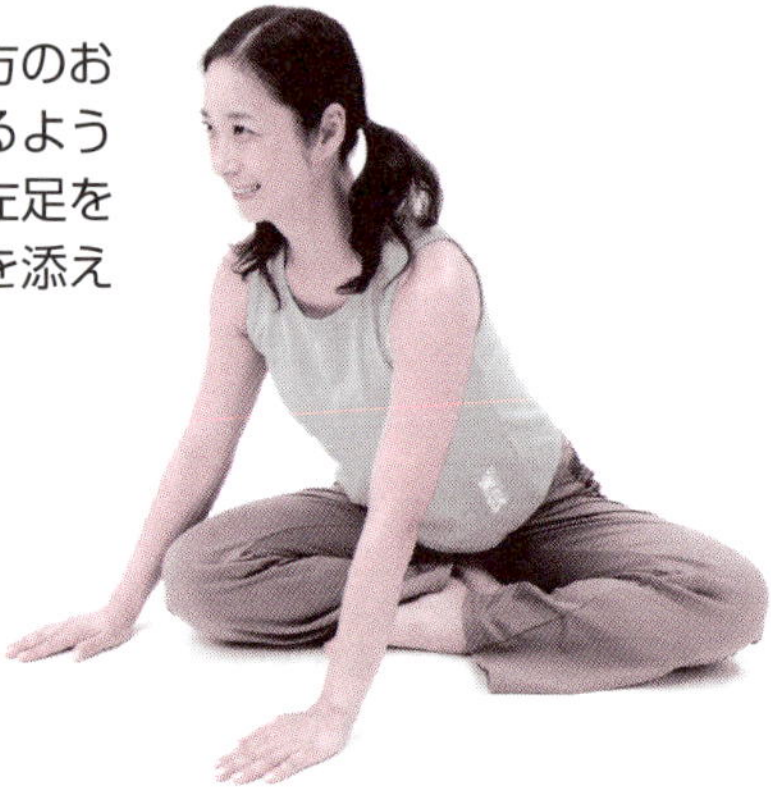

2

左側に少し体をねじり、足に胸を近づけるようにゆっくりと倒す。反対側も行う

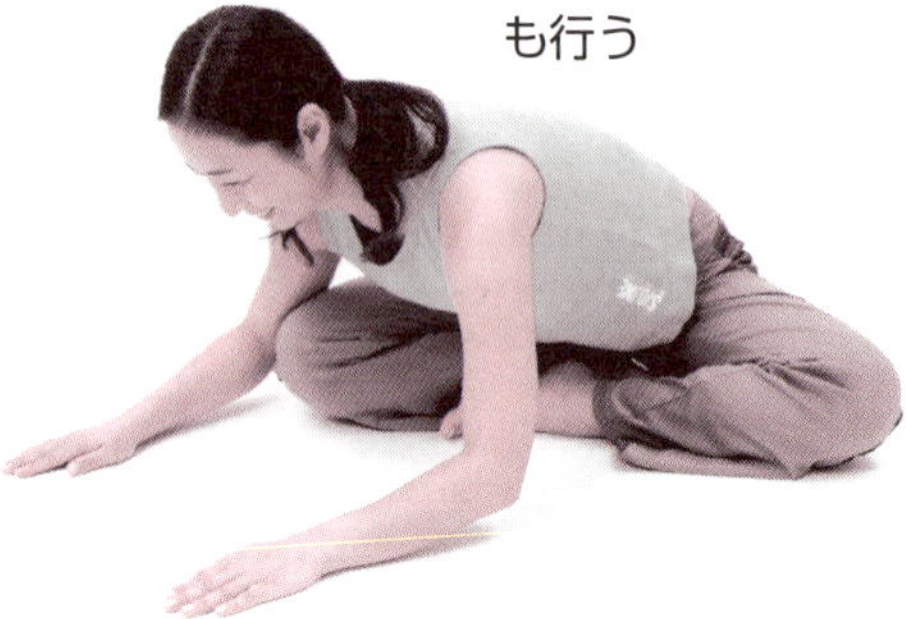

体側伸ばし

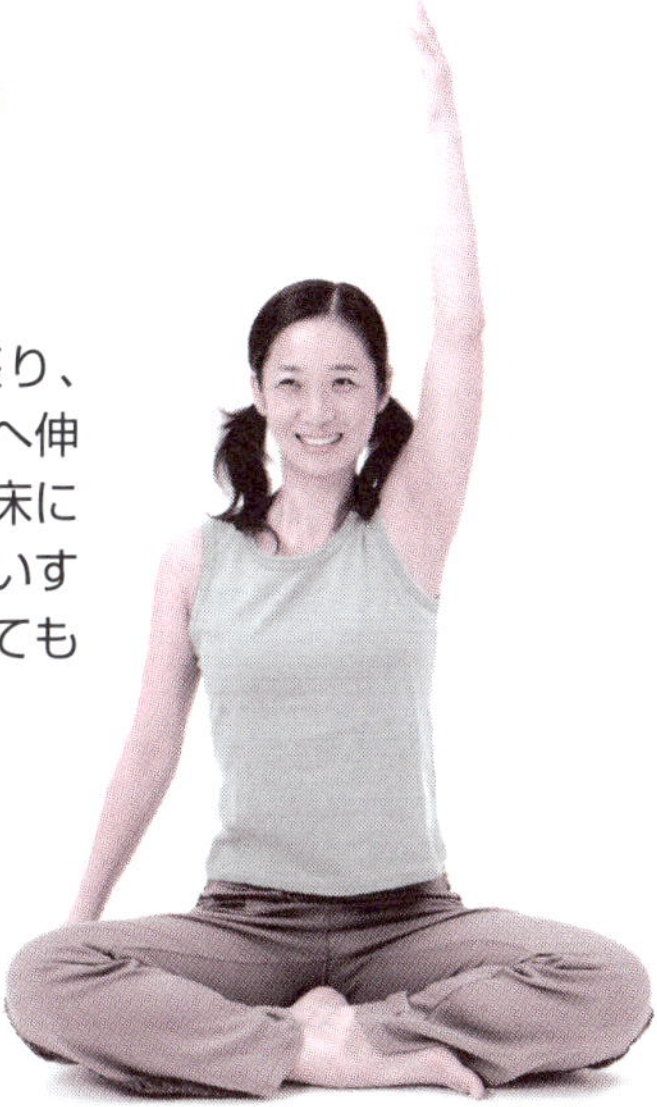

1

足を組んで座り、右手を耳の横へ伸ばす。左手は床についておく。いすに座って行ってもよい

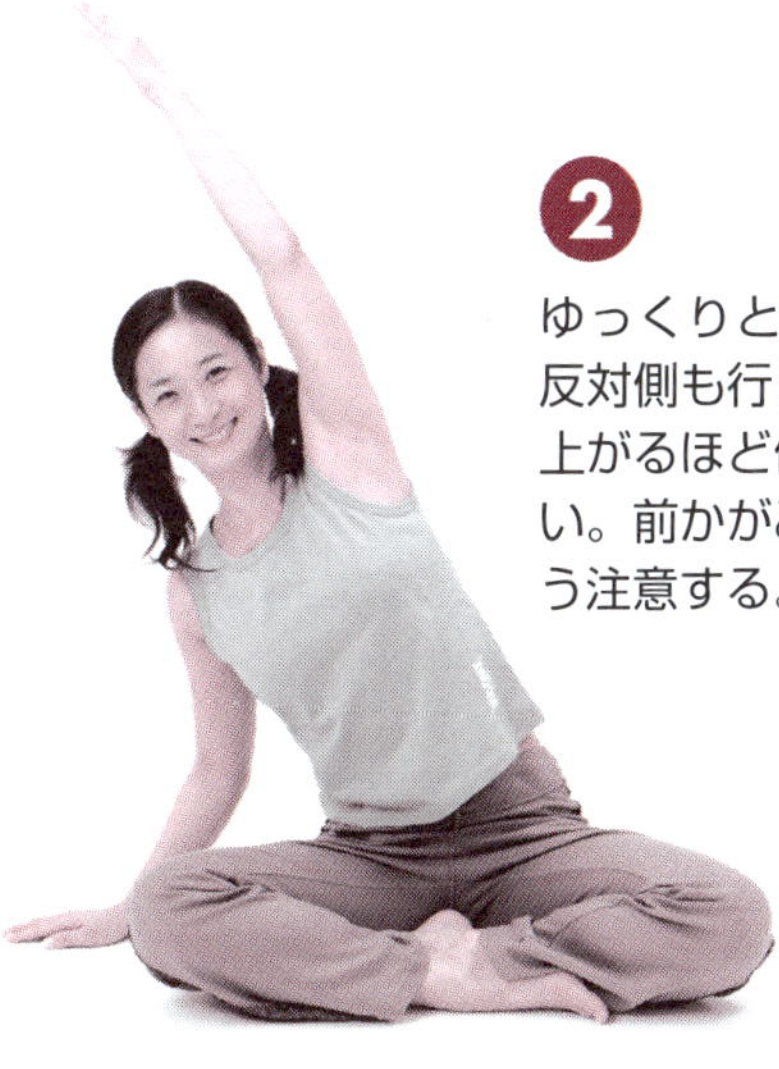

2

ゆっくりと体を左へ倒す。反対側も行う。お尻が持ち上がるほど倒さなくてもよい。前かがみにならないよう注意する。反対側も行う

背中伸ばし

足を組んで座り、両手を体の前でつないで、手のひらを外側に向ける。ゆっくり背中を丸め、へそを見るように頭を腕の間に入れる。いすに座って行ってもよい

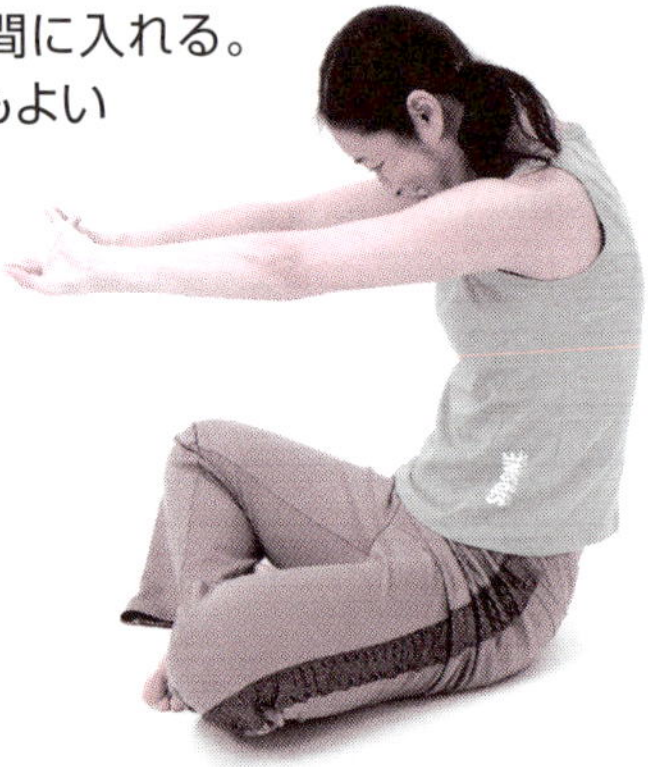

胸伸ばし

足を組んで座り、両手を体の後ろでつなぐ。胸を大きく開き、あごを少し上げながら、ゆっくりひじを伸ばしていく。いすに座って行ってもよい

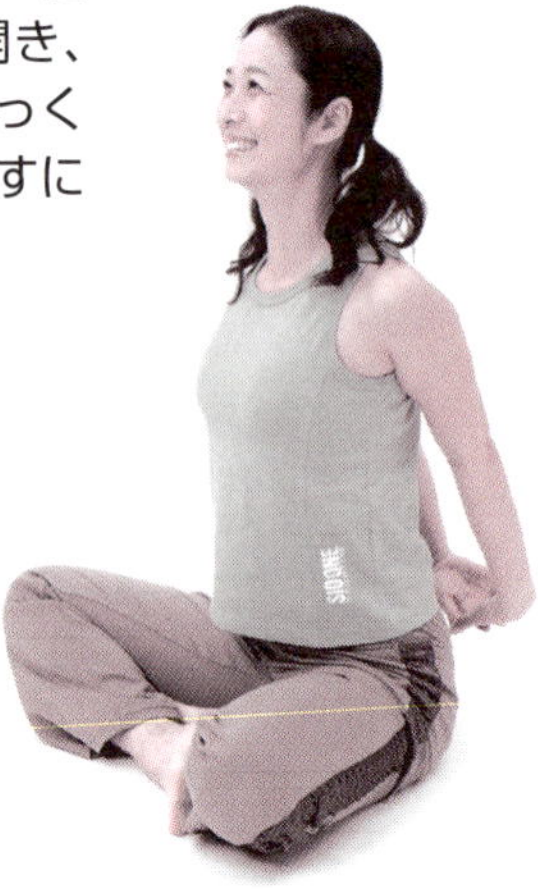

腰伸ばし

あお向けに寝ころび、両手でひざ、またはももの裏を抱える。両ひざをゆっくりと胸へ近づけ、腰を伸ばす

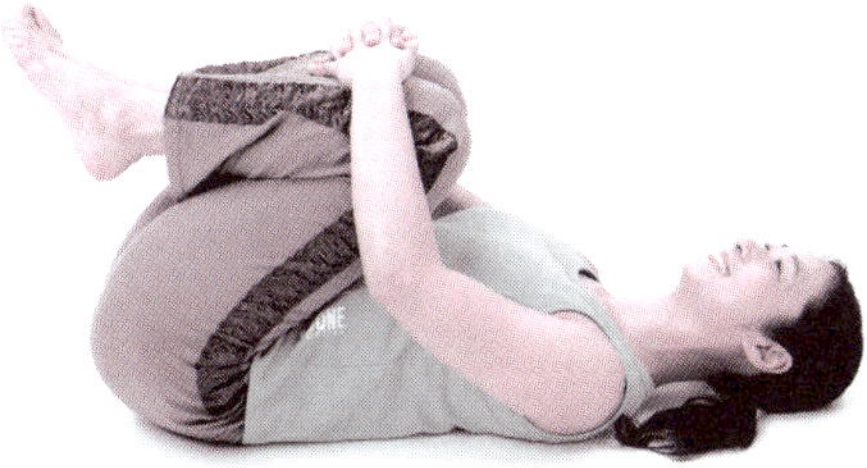

リラックス

あお向けになり、手足を投げ出して、体の力を抜く。目を閉じ、５分程ゆったりとした気持ちで体を休める。運動を終えた後の充実感を味わう

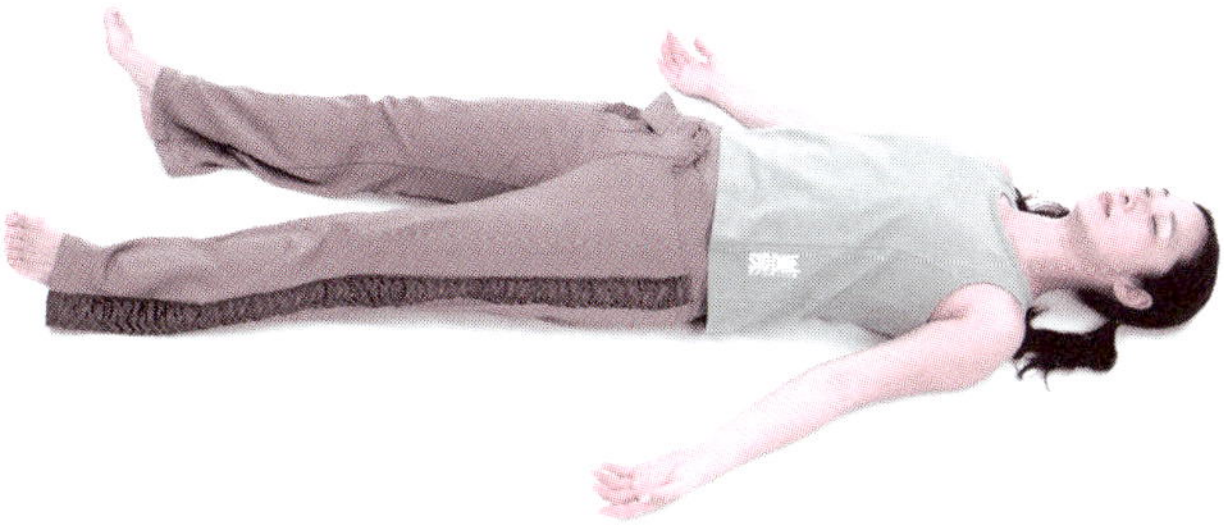

運動の後に行う整理体操早見表

各15～30秒

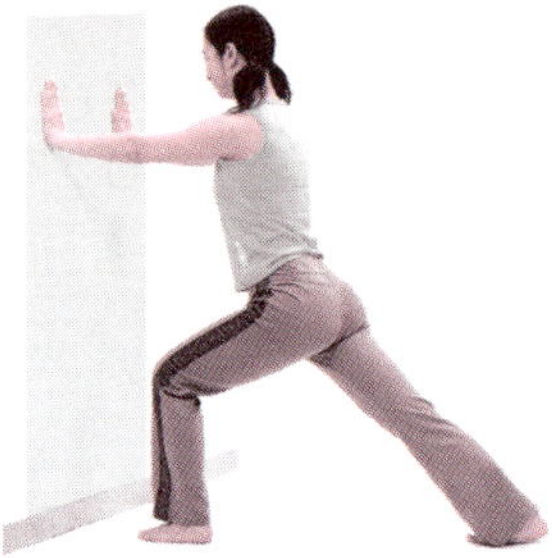

❶

ふくらはぎ伸ばし

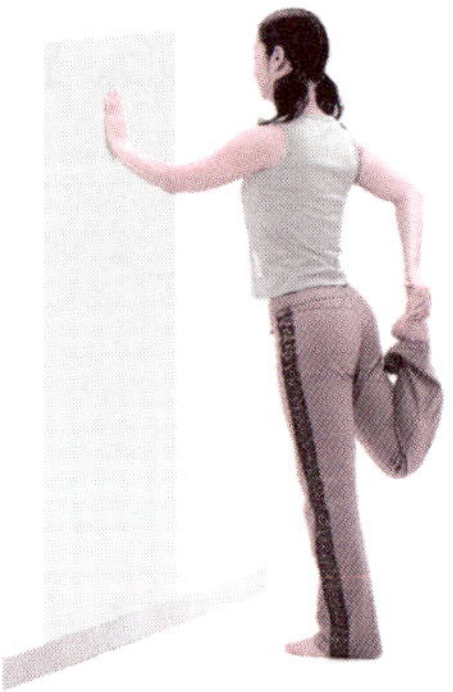

❷

ももの前側伸ばし

❸

ももの裏側伸ばし

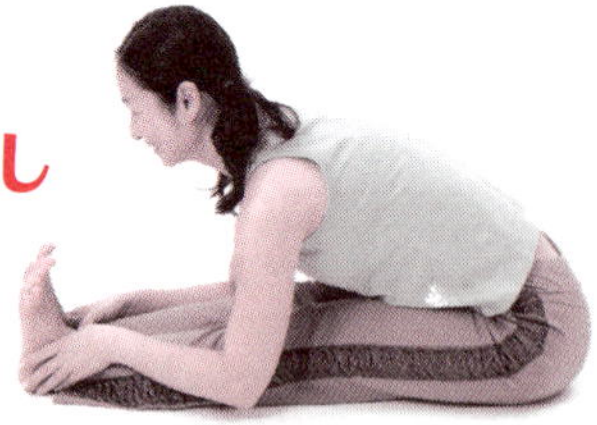

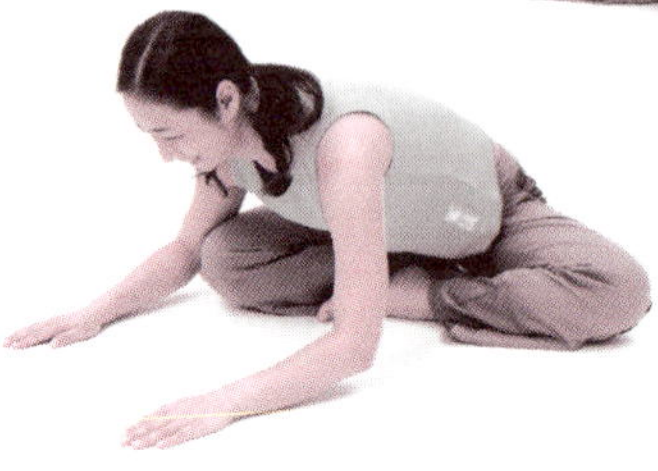

❹

お尻伸ばし

5
体側伸ばし

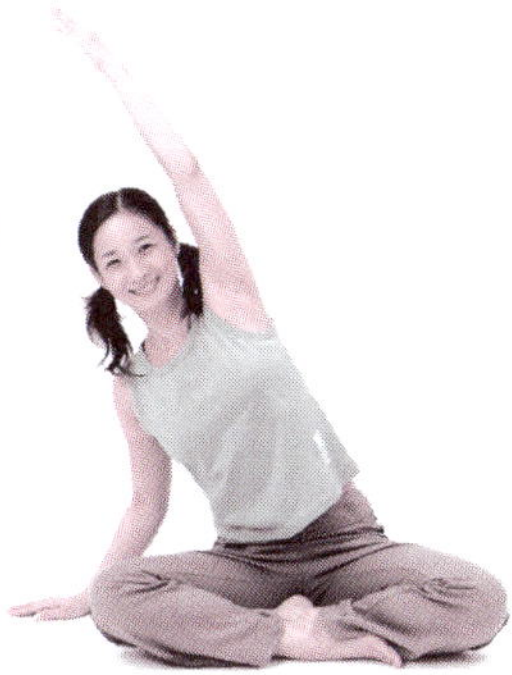

6
背中伸ばし

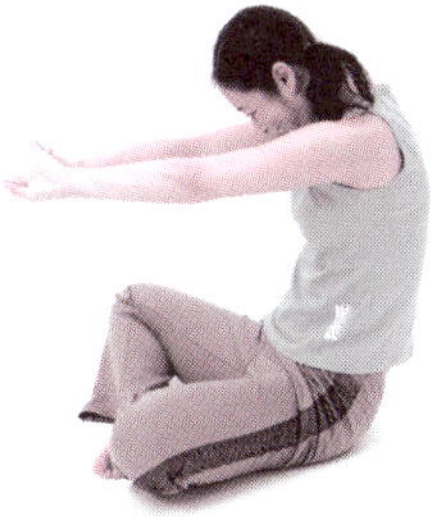

7
胸伸ばし

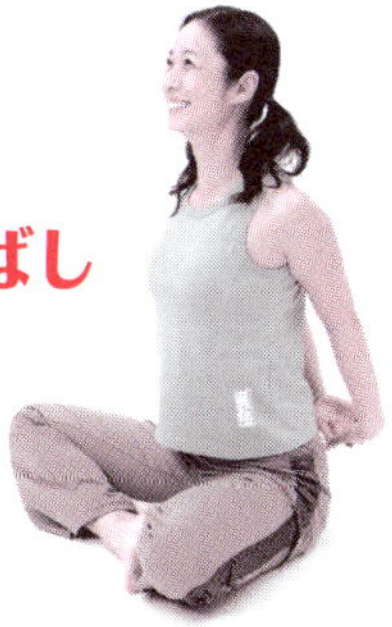

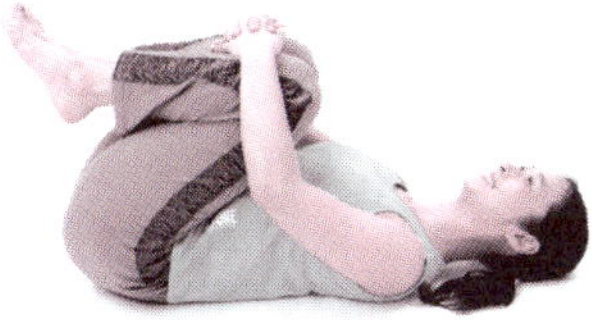

8
腰伸ばし

9
リラックス

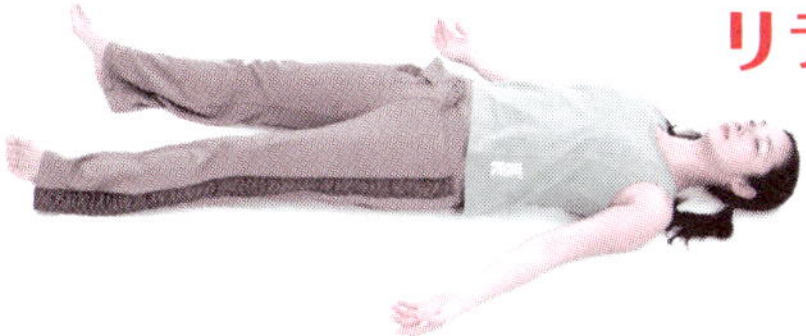

上手な水分補給の方法

水分は生命維持に欠かせない

人間の体の約60％は水分でできています。水は生命活動に必要な栄養素で、体温を調節する大切な役割を果たしています。

運動中の水分補給は、体温上昇や運動能力の低下を抑え、運動後の疲労感を軽くする働きがあります。運動開始の30～10分前にコップ1杯（１００～１５０mL）、運動中はこまめに15分おきぐらい、運動後もコップ1杯程度の補給をするのが理想です。

喉が渇いたなと感じたときには、すでに水分不足がはじまっています。その前に多めに水分補給して、熱中症や脱水症状を防ぎましょう。とくに、夏の暑い時期や日差しの照りつける屋外、日陰のない場所などでは気をつけましょう。

水分補給の量とタイミング

一度にたくさんの水分補給をして、おなかがぽちゃぽちゃにならないよう注意してください。水はある程度冷たいものが喉の通りもよくなり熱中症を防ぎます。

市販のスポーツドリンクには、大きく分けて「アミノ酸系」と「イオン系」があります。水分補給のほかに、アミノ酸系飲料はおもにエネルギー、イオン系飲料はおもにミネラル分が補給できます。

市販のスポーツドリンクは発汗によって失われる成分を補充してくれますが、糖分がやや多めです。半分に薄めて飲むと、真水よりも水分吸収効率がアップします。

あるいは、体液よりも浸透圧の低い、「ハイポトニック」タイプのものもおすすめです。

ウェアやシューズの選び方

ウェアは、吸水性や速乾性に優れ、肩やひじ、股関節、ひざを動かしやすいものがよいでしょう。

シューズは運動の種類によって着地する部分の厚みやクッション性が異なるように作られていますので、形状の違いによって体への負担が断然違います。必ず試着し、目的に合ったシューズを選びましょう。購入は足がむくんでいることが多い午後がおすすめ。また、靴下も厚めでクッション性があり、靴の中で滑らないものを選びましょう。

●ウォーキングシューズを選ぶポイント

①靴ひもタイプのもの　②かかとにクッション性があり、ぴったりしているもの　③つま先にゆとりがあるもの　④靴の底が滑りにくいもの　⑤土踏まずのアーチにフィットするもの

自分の体と対話する習慣を

筋肉痛はなぜ起こる？

筋肉痛を感じると、不快な状態になり、運動を継続するのがおっくうになります。しかし、筋肉痛は病気ではありませんので安心してください。ただし、日常生活に支障があるなら1週間ほど運動を中止し、回復しないときは医療機関を受診しましょう。

筋肉痛がなぜ起こるのかは、まだ解明されていませんが、いくつかの仮説があります。有力な仮説のひとつに、筋肉を使うと筋肉が損傷し（筋肉の使い方にもよりますが）、その損傷した筋肉が回復する過程において生じる炎症が痛みとなって現れるのではないか、というものがあります。

また、年齢によって筋肉痛の発生時間が異なる気がしますが、トレーニング方法や、日頃の運動量の違いで差が出てくるようです。運動不足の方は年齢とともに筋肉痛が遅れて感じやすくなりますが、運動を続ければ徐々に痛みもなくなってきます。

予防策としては、運動前のストレッチな

どで体を温め、血液の循環をよくしておくことが挙げられます。そして、体を慣らしていく程度のことからスタートしましょう。また、運動後の整理運動も運動全体の締めくくりと考えてください。軽い筋肉痛であれば、運動を行うことで痛みが軽減されます。お風呂で体を温め軽くマッサージをするのもおすすめです（痛みがひどい場合は冷やす）。

　体の声によく耳を傾け、疲れているときは積極的に休養を取ることも大切です。運動をし、休養をしっかり取ることで運動能力もアップします。

　ダイエットのため、と急に激しい運動を行っても体力消耗やけがの原因になり、逆効果です。物足りないぐらいの量からはじめ、徐々に運動量を増やしていきましょう。

運動前にセルフチェックを

　運動をはじめる当日または、運動の直前に必ず体調のセルフチェックをしましょう。

　熱がある、かぜ気味、睡眠不足、だるさや胸の痛み・めまいがある、二日酔いである、いつもに比べて体調がよくないと感じる、といった自覚症状がある場合は、無理をしないで休養しましょう。

エクササイズガイドとは？

1日の運動量の目安

「エクササイズガイド」（厚生労働省）とは、肥満をはじめとする生活習慣病を予防するため、さまざまな研究成果に基づいた、新しい運動指針です。これは、健康な成人を対象としていますが、体力は人それぞれ。自分にとって適切な運動量や強さは異なりますので、目安として活用するとよいでしょう。

とくに持病のある方は主治医に相談し、安全に運動を実施するようにしましょう。

どれぐらいの運動量がいいの？

健康作りのためには、週に23エクササイズ以上の運動・生活活動を行い、そのうち4エクササイズ以上の活発な運動を行うことを目標としています。

今回の運動基準では3メッツ以上を「運動」としていますが、自分の体力に応じてストレッチなど軽い運動から徐々に慣らしていくことが重要です。

エクササイズガイド2006

●1エクササイズに相当する運動の例

活動内容	時間（分）	強度（メッツ）
ボーリング、バレーボール、フライングディスク、ウエイトトレーニング（軽・中強度）	20	3
速歩、体操（ラジオ体操など）、ゴルフ（カート使用）、卓球、バドミントン、アクアビクス、太極拳	15	4
軽いジョギング、ウエイトトレーニング（高強度）、ジャズダンス、エアロビクス、バスケットボール、水泳（ゆっくり）、サッカー、テニス、スキー、スケート	10	6
ランニング、水泳、柔道、空手	7〜8	8

●1エクササイズに相当する生活活動の例

活動内容	時間（分）	強度（メッツ）
普通歩行、床掃除、荷物の積みおろし、子どもの世話、洗車	20	3
速歩、自転車、介護、庭掃除、子どもと遊ぶ（歩く・走る、中程度）	15	4
芝刈り（電動芝刈り機を使って歩きながら）、家具の移動、階段の上り下り、雪かき	10	6
重い荷物を運ぶ	7〜8	8

・メッツ：身体活動の「強さ」の単位で、座って安静にしている状態を1メッツ、歩行を3メッツとする。
・エクササイズ：身体活動の「量」の単位で、「メッツ」に「身体活動の実施時間（時）」をかけたもの。

［例］
3メッツの身体活動を1時間行う＝3メッツ×1時間＝3エクササイズ（メッツ・時）
6メッツの身体活動を1/2時間行う＝6メッツ×1/2時間＝3エクササイズ（メッツ・時）

おわりに

私が指導している生徒さんには40歳以上の方が多く、みなさんから「運動するには体力がいるから、なかなか運動する勇気ときっかけがない」という話をよく聞きます。「運動」＝「つらい」というイメージが強いのですね。しかし、日常生活の中にも体を使い、「運動」と呼べる動作がたくさんあります。たとえば、座ったり立ったりする動作も立派な運動です。意識をするかしないかだけの差なのです。体を動かすと体調も気持ちもよい方向に向かいます。それに、体を動かすことは案外楽しいですよ。一歩踏み出してみてください。

また、「ダイエットしても効果がない」という声も耳にします。ダイエットをはじめたときは、自分の未来の姿に期待感がいっぱいで一生懸命に食事制限をしたり必要以上に運動をして、その結果、ダイエットに疲れて挫折してしまうことがよくあります。そうならないためにも、もっと気持ちに余裕を持ってみませんか？　自分に合った続けられそうなダイエット方法を見つけて、手抜きぐらいの感覚からはじめましょう。効果は半年や1年単位で考えてください。「継続は力なり」です。運動が習慣になっている頃には、体も心も軽くなっているでしょう。この本がみなさんにとって、すこやかな未来への一助になればとても幸いです。

　本書の執筆にあたって、このような貴重な経験を与えてくださった同文書院編集部はじめ共著の菊池真由子先生、私を支えてくれた友人の石橋由起子さん、そのほかたくさんの方々に本当にお世話になりました。この場をお借りし、心より感謝申し上げます。

著者　西山雅美

プロフィール

菊池真由子（きくち　まゆこ）

管理栄養士。健康運動指導士。サプリメントアドバイザー。

大阪大学健康体育部（現・教育実践センター）、阪神タイガース、国立循環器病センター集団検診部（現・予防検診部）を経て、現在、リゾ鳴尾浜フィットネスクラブエフィ（厚生労働省認定運動療法施設）栄養アドバイザー。ダイエットや生活習慣病予防、健康作りの栄養相談を担当。

著書に『免疫力を上げるコツ』、『がん予防に役立つ食事・運動・生活習慣』（ともに同文書院）など。

http://www.diet-class.com/

西山雅美（にしやま　まさみ）

健康運動実践指導者。（社）日本フィットネス協会認定エアロビックダンスエクササイズインストラクター。JAA日本アロマコーディネーター協会正会員。NPO法人国際ヨガ協会正会員。ジュピタープランニング主宰。

フィットネス指導歴20年以上。現在、フリーインストラクターとして、フィットネスクラブをはじめ、公共施設、主宰教室、企業・団体、グループなどの指導講師を務める。

http://www.jupiter-planning.com/

リバウンドしない！

40歳からの健康ダイエット

著者
菊池真由子・西山雅美

発行者
宇野文博

発行所
株式会社　同文書院
〒112-0002　東京都文京区小石川5-24-3
TEL（03）3812-7777　FAX（03）3812-7792
振替00100-4-1316

印刷
株式会社ビコー
製本
株式会社ビコー

© M.Kikuchi & M.Nishiyama, 2008 Printed in Japan
ISBN978-4-8103-7771-2 C0077
●乱丁・落丁本はお取り替えいたします。